파자마 플라탱스

일만 알던 내 몸에 필요한 운동 루틴

파자마

마리아 맨킨 지음 · 마야 톰리아노비치 그림 · 임현경 옮김

파자마 필라테스

초판 1쇄 발행 2021년 11월 15일
초판 2쇄 발행 2022년 3월 10일

지은이 마리아 맨킨
그림 마야 톰리아노비치
옮긴이 임현경
발행인 금교돈
편집인 문경선
디자인 장선희
마케팅 이종응, 김민정
발행 콤마
주소 서울시 중구 세종대로 21길 30
등록 2009년 11월 5일 제301-2009-210호
구입 문의 02-724-7851
인스타그램 @comma_and_style

ISBN 979-11-88253-25-8 13510

목차

파자마 입고 필라테스를! **8**

시작해 봐요 **10**

필라테스의 기본 개념 5가지 **13**

파자마 필라테스 기본 용어 **16**

침실에서

별 자세 **23**

들이쉬고 내쉬기 **24**

견갑골 움직이기 **27**

골반 경사 운동 **28**

필로우 스퀴즈 **31**

바로 누워 다리 들어올리기 **32**

바로 누워 다리 미끄러뜨려 펴기 **35**

테이블탑 자세 유지하기 **36**

바로 누워 척추 비틀기 **39**

한 다리로 원 그리기 **40**

옆으로 누운 조개 자세 **43**

옆으로 누워 척추 비틀기 **44**

부엌에서

서서 하는 플랭크 **49**

다리 뒤로 들고 균형 잡기 **50**

종아리 스트레칭 **53**

테이블 스트레칭 **54**

조리대 사이드 벤드 **57**

거북목 방지 가슴 열기 **58**

테니스공 발 마사지 **61**

앉아서 한 다리 접어 올리기 **62**

욕실에서

서서 발꿈치 들어 올리기 **67**

한 발로 균형 잡기 **68**

욕조 트라이셉스 딥 **71**

세면대 스쿼트 **72**

그랑 플리에 **75**

팔 다리 교대로 뻗기 **76**

엎드려 두 무릎 동시에 들기 **79**

서서 하는 허벅지 스트레칭 **80**

거실에서

긴즈버그 푸시업 **85**

앉아서 꼬리뼈 말아 올리기 **86**

옆으로 누워 다리 들기 **89**

옆으로 누워 다리 굽혔다 펴기 **90**

옆으로 누워 다리로 원 그리기 **93**

필라테스의 꽃, 티저 **94**

소파 사이드 플랭크 **97**

스완 다이브 준비 자세 **98**

둔근 강화 브릿지 **101**

복근 훈련 **102**

엉덩이로 원 그리기 **105**

커피 테이블 사이드 킥 **106**

나만의 운동 루틴 만들기 **108**

파자마 입고 필라테스를!

집에서 하는 필라테스, 파자마 필라테스 수업에 오신 걸 환영합니다.
저는 '파자마라테스'라고 부르는 것도 좋아해요.
맞아요. 파자마를 입고 아무 때나 하면 되거든요!

침실, 부엌, 욕실, 거실 어디에서든 생각날 때마다 필라테스 동작들을 따라 보세요. 운동을 하러 집을 나설 필요도, 옷을 갈아입을 필요도 없습니다. 파자마 필라테스는 백여 년 전 조셉 필라테스가 창시해 대중화된 체계적인 운동 방법을 토대로 제가 다듬은 동작들입니다. 나이와 운동 능력에 상관없이 누구나 할 수 있도록 만든 쉽고 지속 가능한 운동 프로그램입니다. 필라테스는 기본적으로 자세 교정과 스트레칭, 근력 강화를 중심으로 하는 운동 방법입니다. 신체의 모든 부분을 골고루 자극해 유연성을 기르고 코어를 강화하여 신체 조정 능력을 기르며 자세를 바로잡아 몸과 마음의 균형을 건강하게 유지할 수 있도록 도와줍니다. 이를 통해 얻어지는 에너지와 행복, 삶의 균형은 덤이자 우리 운동의 궁극적인 목표이기도 합니다.

프로그램

필라테스에서 가장 중요한 것은 바로 꾸준함입니다. 집에서 멀리 있는 피트니스 센터를 힘들게 찾아다닐 필요 없이 집에서 할 수 있는 동작들로 간편하게 운동해 보세요. 이 책은 집 안의 여러 장소에서 침대와 소파, 욕조 등을 활용해 할 수 있는 간단한 동작들을 소개합니다. 화려하고 비싼 기구나 도구도 전혀 필요하지 않아요. 파자마 필라테스에 필요한 것은 베개와 물통 등 집 안에 있는 평범한 물건들입니다.

시칠리아의 작은 서커스단에서 활동하던 저는 이십 대에 서커스를 그만두고 샌프란시스코로 이주했어요. 외바퀴 자전거를 타는 침팬지나 사자 조련사가 있는 서커스는 아니었지만 나름 규모가 있었던 그곳에서 저는 몸에 무리가 가는 위험한 아크로바틱 공연을 했습니다. 할 수만 있다면 그때의 나에게 이렇게 속삭여줄 거예요. "그러지 말고 필라테스를 해!" 사실 그때부터 필라테스를 했다면 아크로바틱도 더 잘 할 수 있었을 거예요.

저는 요세미티 국립공원에서 서커스를 하던 중 '죽음의 줄 넘기'라는 어려운 스턴트를 하다가 남편의 어깨에서 떨어지는 사고를 겪었어요. 그런 다음에야 비로소 필라테스를 만나게 되었습니다. 맞아요, 조금 이상한 만남이었지요. 난이도가 높은 곡예를 했기 때문에 위험이 늘 도사리고 있었어요. 저는 허리를 다쳤고 오른쪽 팔꿈치 인대도 찢어졌어요. 그래서 재활 훈련으로 필라테스를 시작하게 됐습니다. 그런데 수업을 몇 번 안 했는데도 몸이 달라지고 있다는 걸 느꼈어요. 몸이 전보다 더 강해지고 몸의 움직임에 대해서도 더 잘 알게 되는 것 같았어요. 부상이 천천히 회복되면서 저는 필라테스에 흠뻑 빠져버렸습니다. 필라테스 덕분에 몸도 훨씬 좋아졌지만 그보다 더 값진 깨달음을 얻었지요. 제가 많은 사람들에게 필라테스를 전파하고

싶어 한다는 사실을 깨달았거든요! 그래서 저는 필라테스 강사가 되었습니다. 그리고 오랫동안 제 수업을 듣는 수강생들에게 집에서 할 수 있는 동작을 적어 주거나 그림으로 그려 주었어요. 하루는 재택근무를 하는 수강생 한 명이 아침에 침대에서 할 수 있는 동작을 알려달라고 부탁하는 거예요. 그래서 저는 파자마를 입고 필라테스 하는 모습을 그려줬어요. 그러면서 그걸 '파자마라테스'라고 부르기 시작했고, 결국 그런 장면들을 하나하나 모아 이 책을 만들게 되었답니다. 이토록 편한 파자마를 입고 하는 간단한 운동을 통해 몸이 단련되는 걸 거부할 사람은 별로 없을 테니까요!

파자마 필라테스는 제가 지난 이십 년 동안 필라테스를 가르치면서 집에서도 할 수 있도록 만든 운동 프로그램입니다. 이해하기 쉬운 예쁜 그림을 보면서 누구나 안전하고 쉽게 운동할 수 있을 거예요. 자, 준비되셨나요? 그럼 파자마 필라테스를 시작해 봅시다!

시작해 봐요

파자마 필라테스는 침실, 부엌, 욕실, 거실로 나뉜 네 공간에서
10분 내지 15분 동안 할 수 있는 40가지 운동 방법으로 구성되어 있습니다.
차례대로 할 수도 있고 자신에게 필요한 순서대로 해도 좋습니다.

필라테스의 기본 개념과 파자마 필라테스의 핵심 용어만 익힌다면 단계에 상관없이 누구나 어디에서든 시작할 수 있습니다. 침실 운동은 초보자에게 적당하고 중상급자들의 몸풀기 훈련으로도 좋습니다. 매일 하기를 권하지만 몸의 소리를 듣는 것도 잊지 마세요. 조금씩 늘려 가며 운동하는 습관을 들이고 싶다면 그것도 좋습니다.

모든 운동은 단계별로 친절하게 설명했습니다. '좋아요' 부분은 각 동작의 신체적 이점을 알려 주고, '이렇게도 해 보세요'는 다양한 변형 동작이나 난이도를 높이는 방법을 알려 줍니다. 책의 마지막 부분에는 수강생들이 종종 요청했던, 다양한 상황에 알맞은 추천 운동 루틴도 담았습니다.

준비물은 이것 뿐

침대

의자

소파

테이블

커피 테이블

요가 매트나 러그

베개

가벼운 아령이나 작은 물통 두 개

테니스공

수건

욕조

시작하기 전에 알아 두세요

* 시작하기 전에 13쪽 '필라테스의 기본 개념 5가지'와 16쪽 '파자마 필라테스 기본 용어'를 숙지합니다.

* 습관을 들이기 위해 매일 같은 시간에 규칙적으로 운동하도록 노력해 보세요.

* 호흡은 코로 들이쉬고 입으로 내쉽니다.

* 천천히 안정적인 속도를 유지하세요.

* 힘을 줄 때나 더 어렵다고 느껴지는 부분에서 숨을 내쉽니다. 호흡이 코어를 활성화해 움직임을 지지해 줄 거예요. (14쪽 '코어 활성화'를 참조하세요)

* 몸의 소리를 잘 듣고 자신의 신체 능력에 따라 무리가 가지 않게 운동합니다. 다양한 변형 동작도 친절하게 설명되어 있으니 '이렇게도 해보세요'를 참고하세요.

* 동작의 난이도는 횟수를 추가해 언제든 늘려갈 수 있습니다. 횟수를 천천히 늘려 부상을 방지하세요.

* 제가 추천하는 횟수를 따라 해도 좋지만 언제 멈춰야 할지는 여러분의 몸이 말해 줄 거예요.

* 임신 중이라면 옆으로 눕기, 서기, 두 손과 두 무릎으로 엎드린 자세 등은 좋지만 허리나 배로 하는 동작은 피하는 게 좋습니다.

* 부상이 있거나 몸이 아플 때, 수술에서 회복 중일 때는 필라테스를 시작해도 되는지 담당 의사와 의논하세요.

필라테스의 기본 개념 5가지

다음은 필라테스의 기본 개념입니다.
안전하고 효과적인 운동을 위해 기본 개념들을 미리 숙지하는 것이 중요합니다.
동작을 진행하면서도 잊지 않도록 가끔씩 확인해 주세요.
몸에 완전히 익을 때까지 반복해서 익히는 것이 좋습니다.

1 신체의 바른 정렬

지속적인 필라테스 운동은 바른 신체 인식과 근육의 기억 강화를 통해 몸의 올바른 정렬을 찾고 이를 스스로 조절할 수 있게 해 줍니다. 신체의 올바른 정렬은 부상을 방지하고 바른 자세와 신체 역학 증진에도 도움이 됩니다.

서기

거울 앞에서 옆으로 섰을 때 귀의 중심에서 어깨 중심, 몸통, 엉덩이, 무릎, 발목까지 수직으로 이어지면 바른 정렬입니다. 머리와 어깨가 앞으로 쏠리거나 골반이 어깨보다 앞으로 나가 있다면 정렬이 바르지 않은 것입니다. 바른 자세로 서기 위해서는 두 다리를 골반 너비만큼 벌리고 무게 중심을 발꿈치 쪽으로 옮겨 두 발에 골고루 무게를 실어야 합니다. 그리고 누군가가 정수리를 잡아당긴다는 느낌으로 온몸을 길게 늘입니다.

눕기

등을 바닥에 대고 누울 때 견갑골과 흉곽이 바닥에 닿아야 합니다. 두 팔은 손바닥이나 손등이 천장을 향하거나 몸통을 향하도록 양옆에 가지런히 놓고 척추는 중립 상태로 둡니다.('중립 척추'를 참조하세요) 하체의 바른 정렬을 위해서는 두 다리를 골반 너비로 벌려 무릎을 굽혔을 때 골반과 무릎이 일직선이 되게 합니다. 두 발에 골고루 체중을 실어 바닥에 붙입니다.

테이블탑으로 다리 올리기

견갑골과 흉곽이 바닥에 닿도록 등을 대고 누워 두 다리를 테이블 상판처럼 들어 올립니다. 두 팔은 손바닥이나 손등이 천장을 향하거나 몸통을 향하도록 양옆에 놓고 요추를 바닥에 붙입니다.('요추 임프린트'에 대해서는 15쪽을 참조하세요) 두 다리는 엉덩이와 무릎이 90도가 되도록 꺾어 들어 정강이가 바닥과 평행인 테이블탑 모양을 만듭니다.

양 무릎과 양손으로 바닥 짚기

양 무릎과 양 손바닥을 바닥에 댄 자세로, 두 손은 어깨에서, 두 무릎은 엉덩이에서 직선 위치에 놓이도록 한 뒤 척추를 중립 상태로 둡니다. 머리는 약간 들어 머리 끝부터 꼬리뼈까지 일직선이 되도록 하고 시선은 정면 바닥의 한 점을 응시합니다.

옆으로 눕기

옆으로 누운 자세에서는 어깨와 골반이 일렬이 되고 척추가 중립인 상태로 두 다리를 뻗으면 바른 정렬입니다.

2 코어 활성화

코어는 척추와 골반을 부상으로부터 보호하고 안정시키는 몸의 중심 근육들입니다. 숨을 내쉴 때 복근을 깊이 당겨 긴장시키면 코어가 활성화됩니다. 이 책에서는 이해하기 쉽도록 '배꼽을 척추 쪽으로 당기세요'라는 표현을 사용합니다. 하복부를 안으로 끌어 당겨 내복근에 힘을 주면서 복강 내 압력을 높이는 동작으로, 척추와 골반의 무게를 분산시켜 그 부분은 물론 신체의 나머지 부분까지 안정화시켜 줍니다.

3 중립 척추

중립 척추는 요추가 자연스럽게 오목해진 상태를 뜻하며, 이 책에 나오는 대부분의 동작은 중립 척추 상태로 진행됩니다. 중립 척추 자세를 찾으려면 거울 앞에 옆으로 서서 꼬리뼈를 안으로 말아 넣어 보세요. 그런 다음 꼬리뼈가 바깥으로 과하게 튀어나오도록 반대로도 밀어내 봅니다. 두 자세 모두 중립 척추의 자연스러운 굴곡이 아니라는 것을 알 수 있을 거예요. 꼬리뼈가 안으로 말리거나 바깥으로 튀어 나오지 않아야 골반이 안정화되고 중립 척추가 가능해 집니다. 바닥에 등을 대고 편하게 누워 바닥과 요추 사이의 공간을 느껴보는 것도 좋아요. 그 사이 공간은 사람마다 다르겠지만 일반적으로 손바닥이 들어갈 정도의 공간입니다. 그것이 바로 중립 상태의 척추입니다.

4 요추 임프린트

등을 대고 누운 다음 코어를 활성화해 요추를 바닥에 붙이면서 중립 척추로 생긴 공간을 닫아 주는 것이 요추 임프린트 자세입니다. 이 동작을 위해서는 배꼽을 척추 쪽으로 당기면서 골반을 위쪽으로 약간 기울여 코어에 힘을 주면 됩니다. 다리를 테이블탑으로 올리는 등의 몇 가지 동작에서 허리를 보호하는 데 아주 중요한 동작입니다.

5 안정화 근육(속근육)

우리 몸에는 스쿼트를 할 때의 엉덩이와 허벅지 근육처럼 그 동작을 수행하는 주요 운동 근육(표층근육, 겉근육)들이 있습니다. 그리고 그 근육들을 안정화하고 신체의 구조를 유지시켜 주는 근육들(심부근육, 속근육)도 있습니다. 코어는 척추와 골반을 안정화하는 데 가장 중요한 근육입니다. 신체의 모든 관절에는 관절이 제자리를 유지하고 부상당하지 않도록 지지해 주는 안정화 근육이 존재합니다.

파자마 필라테스 기본 용어

책에서 사용할 용어들입니다. 자꾸 읽다 보면 금방 익히게 될 거예요.
인체의 주요 골격과 근육 이름들은 이해하기 쉽게 한자어와 우리말을 함께 사용했습니다.

견갑골

어깨뼈라고도 하는 견갑골은 등 위쪽의 평평한 삼각형 모양의 뼈입니다. 날개처럼 등 양쪽에 하나씩 있으며 쇄골과 위팔뼈를 연결합니다. 견갑골은 위아래, 앞뒤로 움직이거나 서로 가까워지거나 멀어지는 등 움직임이 자유로운 뼈입니다. (27쪽의 '견갑골 움직이기'를 참조하세요)

고관절 굴근

허벅지를 가슴 쪽으로 높이 들어 올릴 수 있게 해 주는 근육들입니다. 고관절 굴근 중 가장 힘이 센 근육은 대요근입니다. 많은 사람들이 주로 앉아서 생활하기 때문에 대요근이 뻣뻣해져 있을 거예요. 대요근이 뻣뻣하면 허리와 엉덩이가 긴장되거나 통증이 느껴질 수 있습니다.

고관절 외전근과 내전근

고관절 외전근은 허벅지 바깥쪽 근육으로 다리를 신체의 정중선 바깥으로 움직이게 합니다. ('정중선'을 참조하세요) 허벅지 안쪽의 내전근은 다리를 정중선 방향으로 당기는 역할을 합니다.

골반

골반은 천골(엉치뼈)과 미골(꼬리뼈), 양쪽에 한쌍으로 존재하는 장골(엉덩뼈), 좌골(궁둥뼈), 치골(두덩뼈)로 구성되어 있으며 척추와 두 다리를 연결하고 복부의 장기를 보호합니다.

근막

피부 아래의 부드러운 결합 조직으로 신체의 모든 기관을 거미줄처럼 촘촘히 둘러싸 붙들고 있습니다. 이 책에는 신체 구석구석의 근막을 회복시키고 강화하는 동작이나 스트레칭도 포함되어 있습니다.

둔근

둔근은 고관절 신근으로 엉덩이의 큰 근육들을 아울러 말합니다. 스쿼트는 물론 똑바로 앉거나 서는 데에도 사용됩니다.

보폭

이 책에서의 보폭은 자연스러운 걸음걸이의 폭입니다. 보폭은 사람마다 다릅니다.

복사근

복사근은 흉곽을 감싸고 있으며 상체를 구부리고 회전할 때 척추를 안정화시키는 내복사근과 외복사근으로 이루어져 있습니다.

신근과 굴근

신체를 펴거나 굽히는 데 사용되는 근육들을 말합니다. 예를 들어 팔의 신근은 삼두박근이고 굴근은 이두박근입니다. 삼두박근은 팔을 길게 펴거나 늘이고 이두박근은 팔을 접거나 구부립니다.

정중선

신체를 좌우로 균등하게 가르는 상상 속의 중심선입니다.

좌골

앉을 때 사용하는 골반 아랫부분의 뼈 두 개를 말합니다. 똑바로 앉으려면 좌골 양쪽에 균등하게 힘을 주어야 합니다.

척추

척추는 두개골 밑에서 꼬리뼈까지 연결되는 서른 세 개의 등골뼈로 이루어져 있습니다. 위에서부터 경추(목), 흉추(가슴), 요추(허리), 천골(엉치뼈), 미골(꼬리뼈)로 나뉩니다. 코어가 튼튼해야 척추를 안전하게 보호할 수 있습니다.

척추 신근

두개골 아래부터 천골까지 척추를 따라 양쪽으로 길게 위치하는 근육들입니다. 척추를 늘리고 바른 자세를 유지할 수 있게 해 줍니다.

천골

삼각형을 뒤집은 모양의 큰 뼈인 천골(엉치뼈)은 척추의 맨 아랫부분에 위치합니다. 천골의 아랫부분은 미골과 연결되어 있습니다. 이 두 뼈와 양쪽에 한쌍으로 존재하는 장골, 좌골, 치골이 골반을 형성합니다.

천장관절

양쪽에 하나씩 두 개인 천장관절은 골반의 장골과 척추의 마지막 부분인 천골을 연결해 줍니다. 천장관절이 불안정하면 천골 맨 윗부분 한 쪽이나 양쪽에 통증을 느낄 수 있습니다.

코어

파워하우스powerhouse, 이너 유닛inner unit, 심복부deep abdominal라고도 불리는 코어는 우리 몸 중심부에 원통 모양으로 위치한 근육들을 칭합니다. 맨 위에 횡경막이 있고 맨 밑에 골반기저근이 있습니다. 그리고 그 사이에 복횡근, 요방형근, 내복사근, 대요근, 척추 다열근 등이 입체적으로 위치해 있습니다. 필라테스에서 가장 중점을 두는 것이 바로 정확한 코어 활성화로, 이는 신체의 안정적인 움직임에 꼭 필요하고 척추와 골반을 보호해 부상을 방지해 줍니다.

펄스

위아래 혹은 양쪽으로, 제한된 범위 내의 작고 빠른 움직임을 뜻합니다.

햄스트링

허벅지 뒤쪽 엉덩이와 뒷무릎 사이에 위치한 햄스트링은 다른 기능도 많지만 무릎을 굽히거나 엉덩이를 늘여 다리를 몸의 뒤쪽으로 보내는 근육들입니다. 걷기와 달리기에 몹시 중요하지요. 햄스트링이 뻣뻣하면 허리를 당기게 되고 이는 허리에 불편함을 초래하기도 합니다.

광배근

팔 윗부분을 척추와 연결하는 삼각형 모양의 근육으로 등의 가장 넓은 근육이라는 뜻에서 넓은등근이라고도 불립니다. 광배근은 어깨를 움직이거나 안정화시키고 상체 윗부분을 회전하고 늘리고 옆으로 구부리는 데 핵심적인 역할을 합니다.

흉곽

흉추와 가슴 앞쪽의 흉골을 연결하는 늑골(갈비뼈)로 구성되어 있으며 폐와 심장을 보호합니다. 갈비뼈 위에 손을 얹고 숨을 쉬면 흉곽이 확장되는 것을 느낄 수 있을 거예요.

침실에서

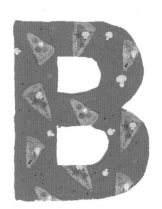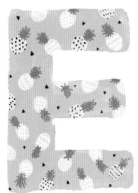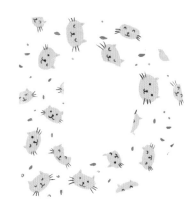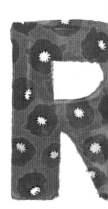

빛나는 아침이에요! 일찍 일어나는 새가 벌레를 잡는다고 하잖아요. 우리는 벌레 대신 건강을 잡아 봐요.
침대에서 하는 동작들은 부드럽게 몸을 깨워 하루를 개운한 몸으로 시작할 수 있도록 도와줍니다.

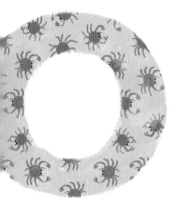OOM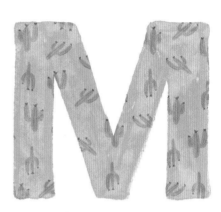

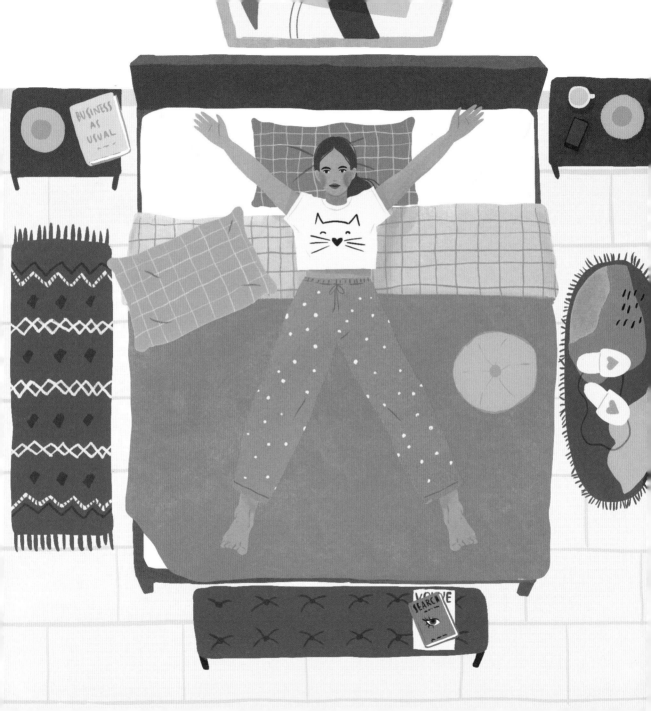

별 자세

별 자세는 근막을 깨우고 이완시켜 움직일 준비를 하게 도와줍니다. 몸을 쭉 뻗으면서 하품으로 숨을 크게 내쉬어 보세요. 개나 고양이의 기지개처럼요!

좋아요

신체 전면부 근막의 이완.
코어 활성화.
유연성 향상.

이렇게도 해 보세요

서 있거나 책상에 앉아 있을 때도 언제든 할 수 있어요.

1 바닥에 등을 대고 눕는다.

2 숨을 들이쉬며 두 팔과 두 다리를 대각선 방향으로 쭉 뻗어 별 모양이 되게 한다. 손바닥이 천장을 향하고 발끝을 쭉 뻗은 상태로 몸을 늘인다. 잠시 그 자세를 유지한다.

3 원래대로 돌아오며 숨을 내쉬고 잠시 숨을 고른다.

4 3회에서 5회 반복한다.

들이쉬고 내쉬기

호흡은 몸과 마음을 연결시켜 우리를 차분하게 만들어 줍니다. 건강한 호흡은 뇌의 기능과 에너지 레벨, 근육의 운동성을 향상시켜 주지요. 호흡기 근육, 특히 횡경막과 복근, 가슴 근육을 활성화하는 것은 필라테스는 물론 일상생활에서도 몹시 중요합니다.

좋아요

몸과 마음 연결.
스트레스 감소.
목과 어깨의 긴장 완화.
가슴 열기.
폐활량 증가.
코어 활성화.

이렇게도 해 보세요

숨을 내쉬며 배꼽을 척추로
당겨 요추를 바닥에 붙입니다.
숨을 들이쉬며 중립 척추로
돌아옵니다.

1 바른 자세로 바닥에 등을 대고 눕는다.

2 코로 숨을 들이쉬어 갈비뼈 안에 공기를 가득 채운다.

3 입으로 숨을 내쉰다. 내쉴 때 코어에 약간 힘이 들어가는 것을 느껴 본다.

4 10회에서 15회 반복한다.

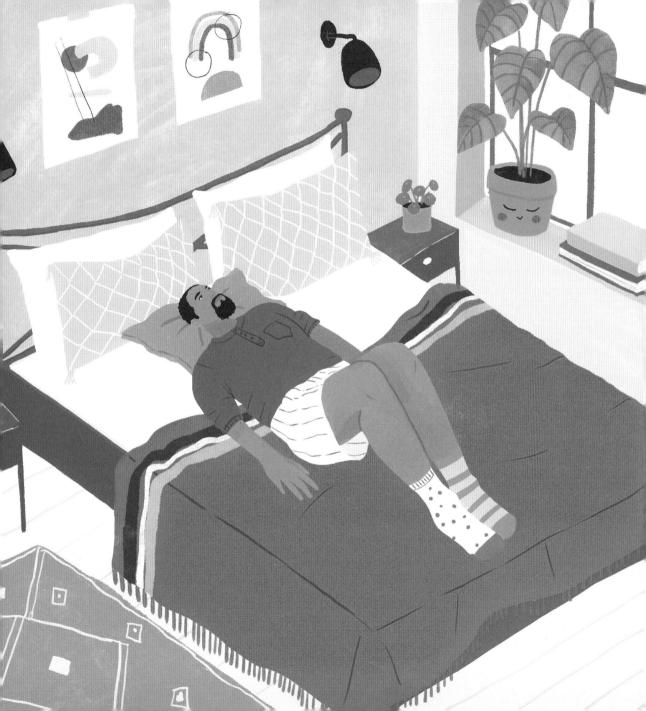

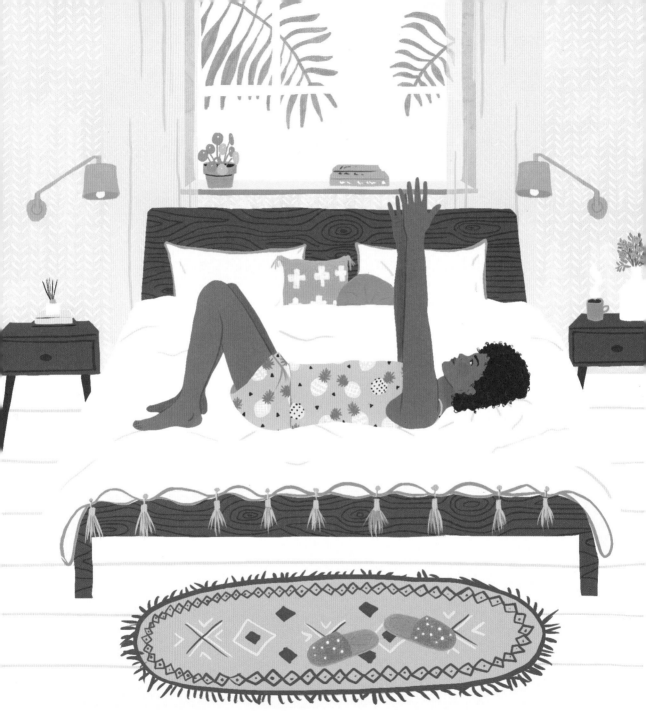

견갑골 움직이기

이 운동에서는 견갑골의 독립적인 움직임을 느껴 보면서 속근육을 활성화하는 데 집중합니다. 어깨는 가장 움직임이 많지만 가장 불안정한 관절을 가지고 있어요. 그렇기 때문에 견갑골을 제대로 사용하려면 이 지지 근육을 반드시 함께 단련해야 합니다.

가슴 열기.
코어와 어깨 속근육의 활성화.

한 팔씩 번갈아 올려서 견갑골의 독립적인 움직임을 느껴 보세요.

가벼운 중량을 더해서 연습하는 것도 좋아요.

1 바닥에 등을 대고 누워 두 팔을 위로 올린다. 손바닥은 서로 마주보게 하고, 무릎을 굽힌 채로 발바닥을 바닥에 댄다. 두 다리는 골반 너비로 벌려 평행하게 둔다.

2 손가락 끝을 천장으로 보내며 견갑골 사이의 간격을 넓힌다. 미세한 움직임이지만 어깨 사이가 늘어나는 것을 느낄 수 있을 것이다.

3 견갑골을 원래 위치로 되돌리며 어깨 속근육이 활성화되는 것을 느껴 본다.

4 10회 반복한다.

골반 경사 운동

밤새 움직임이 없었던 허리에 꼭 필요한 아침 스트레칭입니다. 뻣뻣하던 허리가
조금씩 풀릴 거예요. 부드럽게 움직여 보세요!

좋아요

코어 활성화.

둔근과 햄스트링 강화.

척추 유연성 증진.

이렇게도 해 보세요

꼬리뼈를 들어 올린 채
3회에서 5회 호흡해 봅니다.

1 바른 자세로 바닥에 등을 대고 눕는다.

2 무릎을 굽혀 발을 바닥 대고 지그시 누르며 둔근에 힘을 준다.

3 배꼽을 척추 쪽으로 당기고 꼬리뼈를 말아 골반을 살짝 기울이며
침대에서 띄운다.

4 처음 자세로 천천히 돌아온다.

5 10회 반복한다.

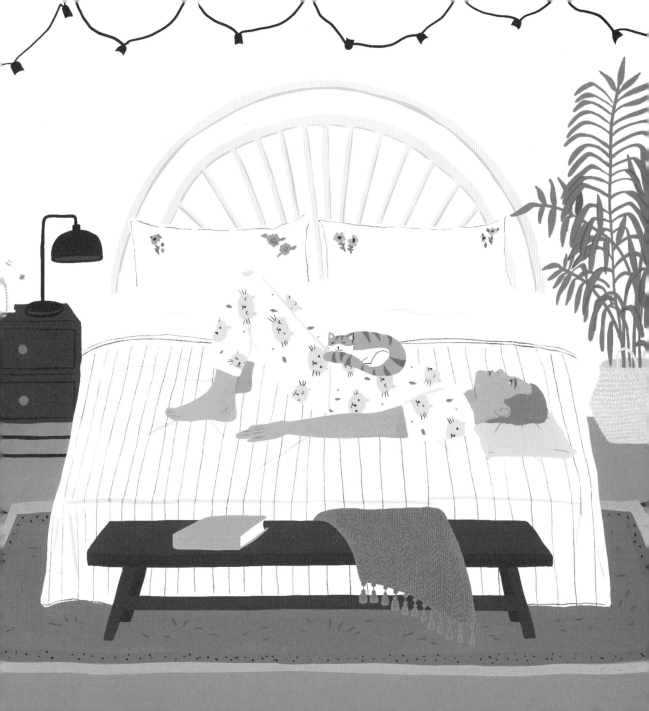

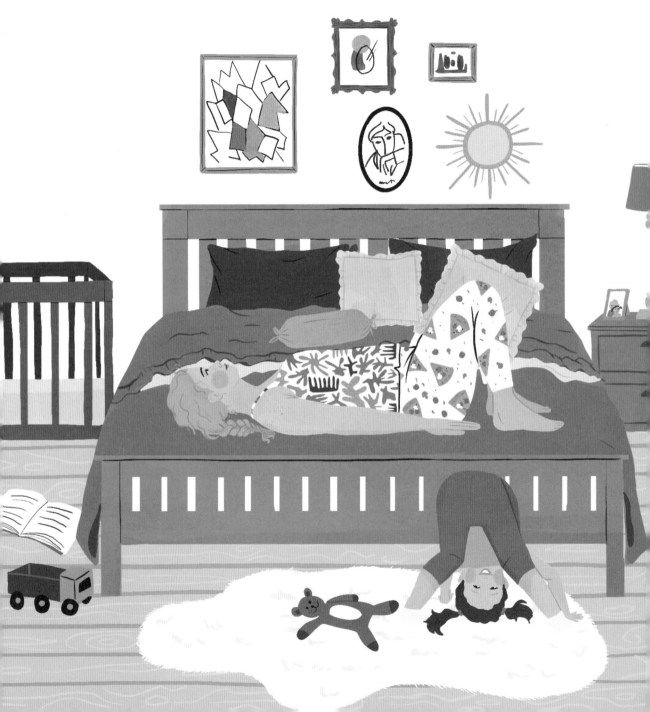

필로우 스퀴즈

코어를 활성화시키고 허벅지 안쪽 내전근을 강화하는 이 동작은 다리 사이에
베개를 끼우고 무릎부터 엉덩이까지를 지퍼로 잠근다고 생각하고 힘을 주면
됩니다. 내전근을 강화하면 코어에도 힘이 들어갑니다.

좋아요

내전근 강화.

코어 활성화.

허리와 골반 안정화.

천장관절 정렬.

이렇게도 해 보세요

한쪽 다리만으로 베개를
밀어 보세요. 번갈아가며
양쪽 모두 시행하면 1회입니다.
10회 반복합니다.

1 바른 자세로 등을 대고 눕는다. 무릎을 굽혀 다리 사이에 베개를 끼운다.

2 숨을 내쉬는 동안 양쪽 허벅지로 베개를 누른다. 엉덩이에는 힘을 주지
않는다.

3 숨을 들이쉬며 허벅지의 힘을 푼다.

4 10회 반복한다.

바로 누워 다리 들어올리기

다리를 하나씩 들어 올려 코어를 조금 더 활성화해 봅니다. 아침에 눈을 뜨면
코어도 함께 잠에서 깨워 보세요.

좋아요

코어 활성화.

고관절 굴근 강화.

척추와 골반 안정화.

이렇게도 해 보세요

두 다리를 모두 테이블탑
자세로 올립니다. 번갈아가며
한 다리씩 내렸다가 올리기를
양쪽 모두 시행하면 1회입니다.
10회 반복합니다.

1 바른 자세로 등을 대고 눕는다. 무릎을 굽혀 발을 바닥에 댄다.

2 배꼽을 척추 쪽으로 당기고 오른쪽 다리를 들어 올려 테이블탑 자세를
만든다. 엉덩이와 무릎이 각각 90도가 되도록 한다.

3 45도까지 다리를 내려 코어에 힘이 들어가는 것을 느껴 본다.

4 다시 테이블탑 자세로 되돌아온다.

5 10회 반복한다. 반대쪽 다리도 10회 반복한다.

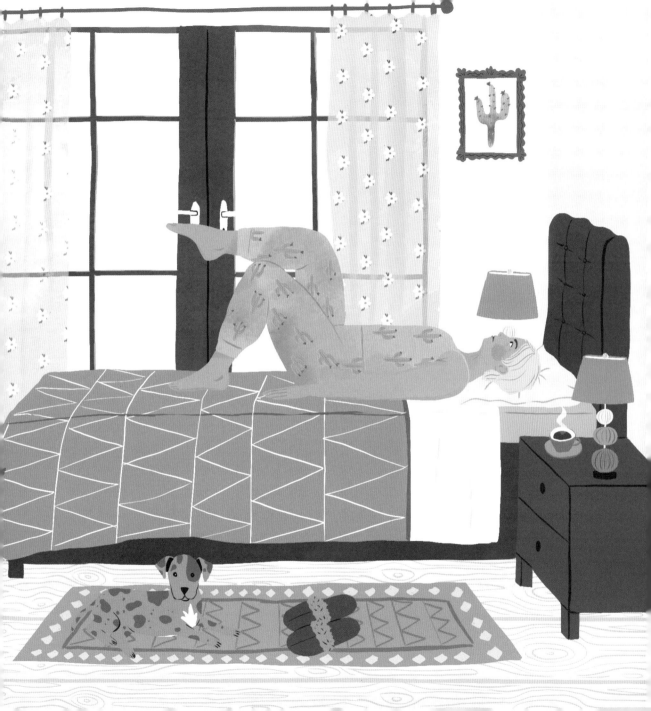

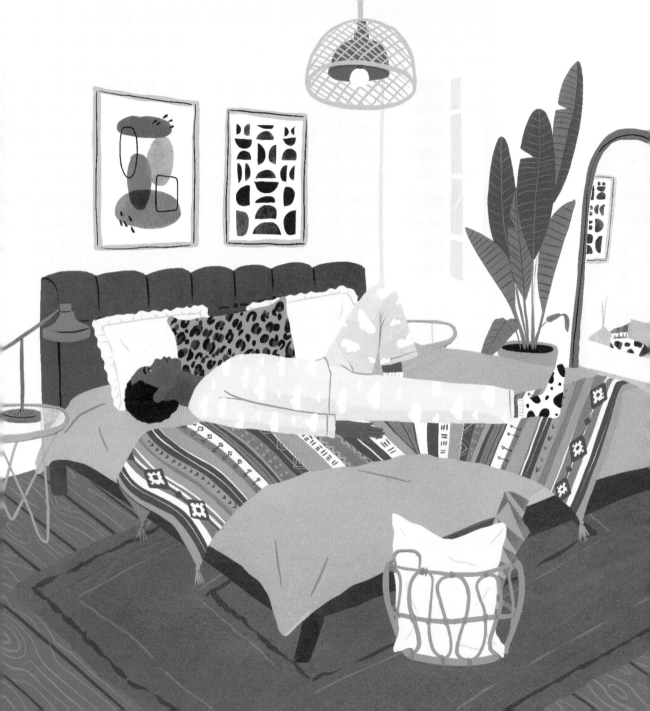

바로 누워 다리 미끄러뜨려 펴기

배 위에 물이 한 컵 놓여 있다고 생각하고 발은 바닥을 따라 미끄러뜨려 다리를 쭉
펴 보세요. 컵이 넘어지지 않게 균형을 잡을 수 있다면 골반이 안정적인 거랍니다.
절대 거짓말을 하지 않는 '우리의 엉덩이'가 가장 좋아할 동작이에요.

좋아요

고관절 굴근 강화.
고관절 가동성 향상.
코어 활성화.
골반 안정화.

이렇게도 해 보세요

두 다리를 동시에
미끄러뜨려 펴 보세요.

1 바른 자세로 등을 대고 눕는다. 무릎을 굽혀 발을 바닥에 댄다.

2 한쪽 다리를 쭉 편다. 이때 발이 바닥을 따라 미끄러지듯 움직이면서
발꿈치가 엉덩이에서 최대한 멀어지도록 한다. 골반은 움직이지 않는다.

3 처음 자세로 다시 천천히 돌아온다.

4 10회 반복한다. 반대쪽 다리도 10회 반복한다.

테이블탑 자세 유지하기

코어가 아직 깨어나지 않은 것 같다면 이 동작이 코어를 깨워줄 거예요!

좋아요

코어 활성화.

고관절 굴근 강화.

이렇게도 해 보세요

두 다리를 쭉 뻗어 천장으로 들어 올립니다. 다시 무릎을 굽혀 테이블탑 자세를 만듭니다. 5회에서 10회 반복합니다.

1 바른 자세로 등을 대고 눕는다. 무릎을 굽혀 발을 바닥에 댄다.

2 배꼽을 척추 쪽으로 당겨 요추를 바닥에 붙인다.

3 양쪽 다리 모두 테이블탑 자세를 만든 다음 한 번에 한 다리씩 번갈아가며 내렸다가 올린다.

4 세 번 숨을 들이쉬고 내쉬는 동안 같은 자세를 유지한다.(24쪽 들이쉬고 내쉬기를 참조하세요)

5 3회에서 5회 반복한다.

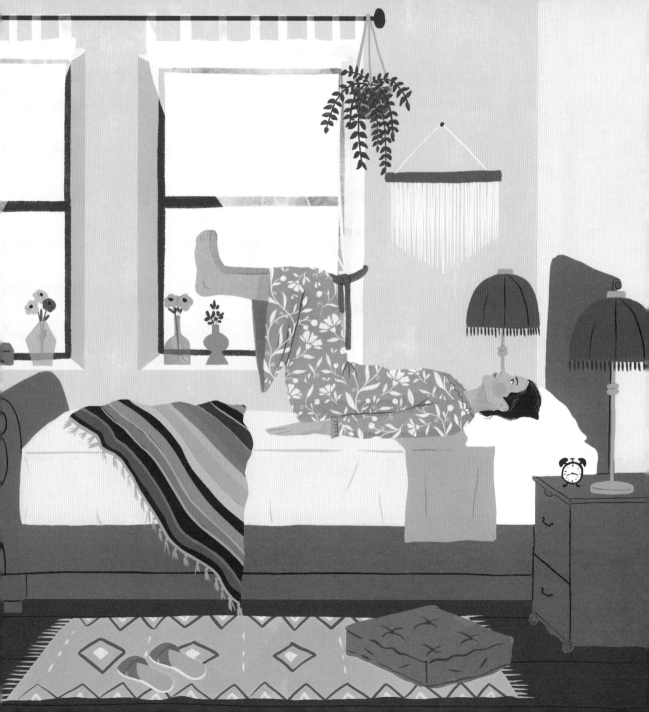

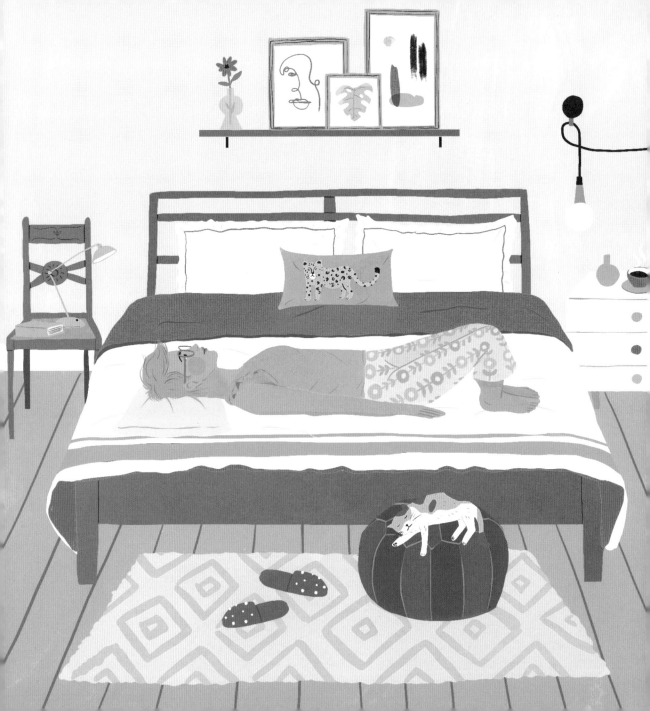

바로 누워 척추 비틀기

복사근과 코어에도 좋은 재미있는 동작입니다. 이 동작에서 가장 많이 하는 실수는 대퇴근의 힘을 사용하는 것입니다. 정확한 동작으로 최대의 효과를 얻으려면 코어만 사용해 움직이는 데 집중해 보세요.

좋아요

복사근 강화.

척추와 골반 안정화.

코어 활성화.

이렇게도 해 보세요

양팔을 벌린 다음 테이블탑 자세로 시작해서 두 무릎을 좌우로 번갈아가며 내려 보세요.

1 바른 자세로 등을 대고 눕는다. 무릎은 굽히고 두 발은 모아서 바닥에 댄다.

2 배꼽을 척추 쪽으로 당기고 요추는 바닥에 붙인다.

3 두 무릎을 좌우로 번갈아가며 내린다. 머리와 어깨, 가슴은 움직이지 않도록 한다. 반대쪽 엉덩이는 살짝 들어도 좋다.

4 5회 반복한다.

한 다리로 원 그리기

몸의 한쪽이 반대쪽보다 더 잘 움직인다고 느껴본 적 있나요? 한쪽은 물에 떠 있는 듯 가벼운데 반대쪽은 진흙을 헤치고 나가는 느낌이 들 때가 있어요. 이는 흔한 일이에요. 누구나 더 자주 쓰는 쪽이 있으니까요. 필라테스는 신체의 양쪽을 골고루 강화해 균형을 잡아 줍니다.

좋아요

고관절, 골반, 척추 안정화.
코어 활성화.
고관절 굴근 강화.

이렇게도 해 보세요

다리를 천장으로 쭉 뻗어 더 큰 원을 그려 보세요. 역시 골반은 움직이지 않습니다.

1 바른 자세로 등을 대고 눕는다.

2 한쪽 다리를 테이블탑 자세로 들어 올린다. 무릎을 굽히고 발끝은 몸쪽으로 당긴다.

3 고관절에서 움직임을 시작해 작은 원을 그린다. 이때 골반은 움직이지 않는다.

4 시계 방향으로 5회, 시계 반대 방향으로 5회 반복한다. 다리를 바꿔 마찬가지로 각 방향으로 5회씩 반복한다.

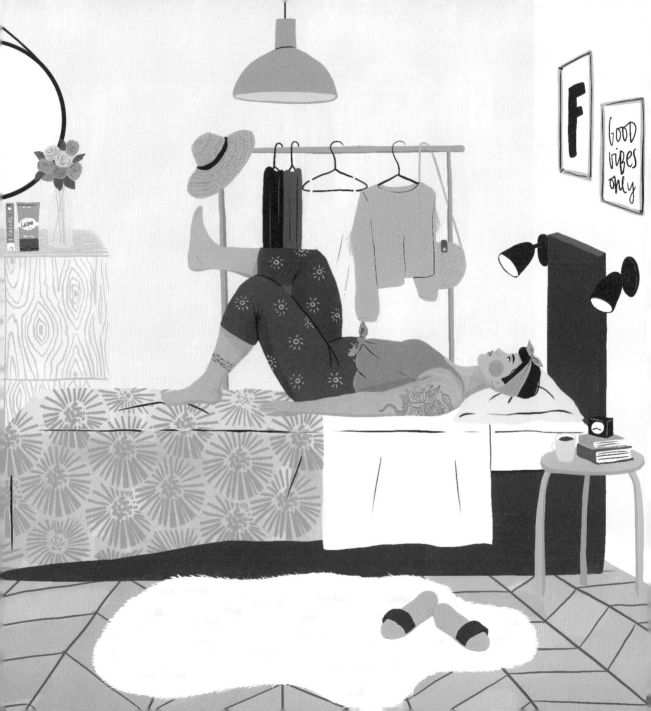

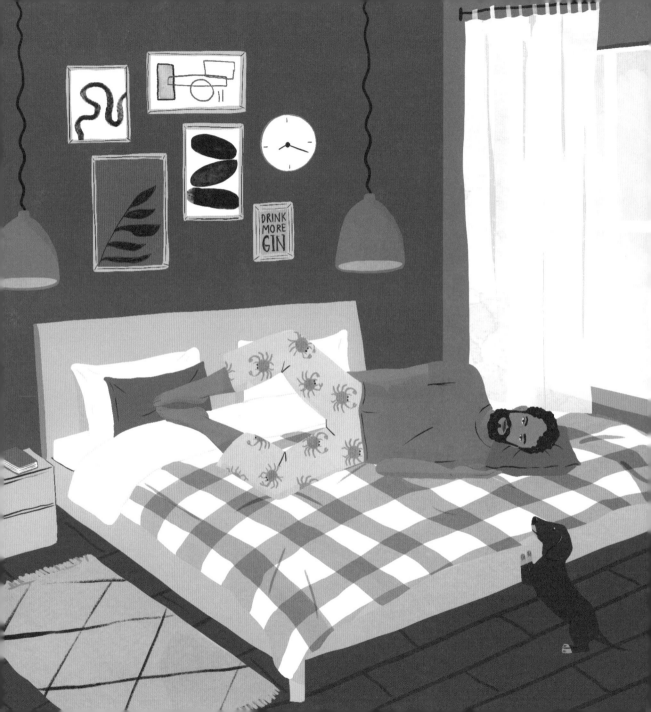

인체의 주요 근육과 골격

<파자마 필라테스>에서 자주 사용되는 용어들을 알기 쉽게 표현했습니다. 책을 읽을 때 참고하세요.

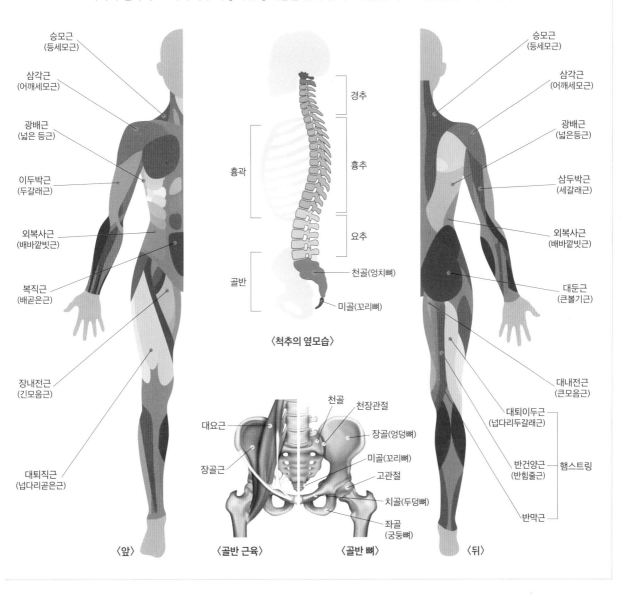

승모근
(등세모근)

삼각근
(어깨세모근)

광배근
(넓은 등근)

이두박근
(두갈래근)

외복사근
(배바깥빗근)

복직근
(배곧은근)

장내전근
(긴모음근)

대퇴직근
(넙다리곧은근)

경추

흉곽

흉추

요추

골반

천골(엉치뼈)

미골(꼬리뼈)

〈척추의 옆모습〉

대요근

장골근

천골

천장관절

장골(엉덩뼈)

미골(꼬리뼈)

고관절

치골(두덩뼈)

좌골
(궁둥뼈)

〈골반 근육〉

〈골반 뼈〉

승모근
(등세모근)

삼각근
(어깨세모근)

광배근
(넓은등근)

삼두박근
(세갈래근)

외복사근
(배바깥빗근)

대둔근
(큰볼기근)

대내전근
(큰모음근)

대퇴이두근
(넙다리두갈래근)

반건양근
(반힘줄근)

반막근

햄스트링

〈뒤〉

〈앞〉

파자마 필라테스

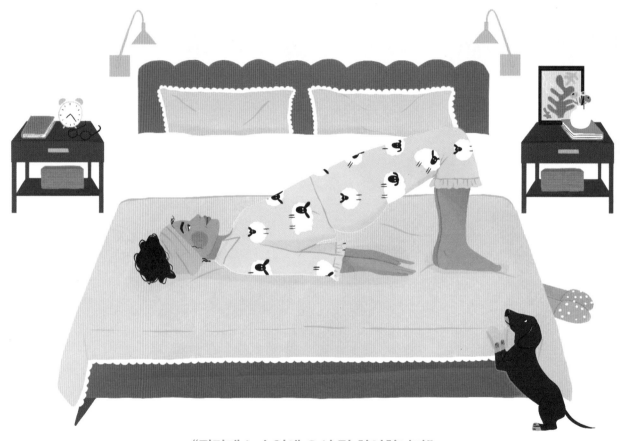

"필라테스 수업에 오신 걸 환영합니다"

집에서 하는 스트레칭과 근력 및 탄력 강화 운동 40가지

옆으로 누운 조개 자세

이 자세는 코어는 물론 엉덩이와 등까지 다양한 부분의 근육을 자극합니다. 제가
아는 많은 물리치료사들이 거의 모든 통증에 이 동작을 처방합니다. 신체의 많은
부분을 동시에 겨냥하는 운동이거든요.

좋아요

코어 활성화.
외전근과 둔근 강화.
고관절 가동성 향상.
고관절과 척추 안정화.
신체 불균형 개선.

이렇게도 해 보세요

위쪽 손을 허벅지 위에 놓고
손의 무게와 저항을 느끼며
무릎을 들어 올려 보세요.

1 베개를 베고 옆으로 반듯하게 눕는다. 아래쪽 팔은 침대 위에 놓고 위쪽
팔은 몸과 나란히 둔다.

2 두 다리를 모은 채 무릎을 45도 정도 굽힌다.

3 두 발을 약간 들어 올린 상태로 동작을 진행한다.

4 두 발을 붙인 상태로 고관절에서 움직임을 시작한다. 위쪽 무릎이 아래쪽
무릎과 대각선 방향을 향하도록 들어 올린다. 조개가 입을 벌린 것 같은
모양이 된다. 다시 무릎을 내려 조개 입을 닫아 준다.

5 10회 반복한다. 방향을 바꿔 반대쪽으로 누워서 10회 반복한다.

옆으로 누워 척추 비틀기

이제 가슴을 활짝 열고 어깨를 풀어 줄 시간입니다. 변형 동작을 할 때는 물통을
활용해도 좋아요.

좋아요

복사근, 흉근,
어깨 앞부분 스트레칭.
고관절 안정화.
코어 활성화.

이렇게도 해 보세요

움직이는 위쪽 손에 가벼운
아령이나 물통을 들고
해 보세요.

1 바른 자세로 옆으로 눕는다. 무릎을 90도로 굽히고 손바닥이 마주보게 두
팔을 어깨 높이에서 앞으로 뻗어 침대 위에 놓는다.

2 숨을 들이쉬며 위쪽 팔을 활짝 벌려 가슴이 천장을 향하도록 상체를
부드럽게 회전시킨다. 엉덩이는 움직이지 않게 하고 두 팔을 양쪽으로
뻗어 알파벳 T 모양을 만든다.

3 팔을 활짝 벌린 상태로 들숨과 날숨을 3회 반복한 다음 처음 자세로
되돌아온다.

4 방향을 바꿔 반대쪽도 3회 반복한다.

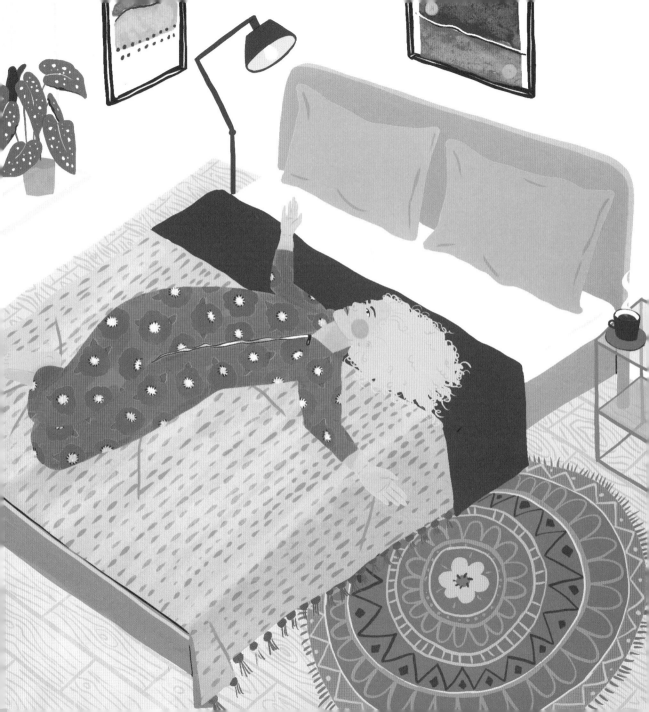

부엌에서

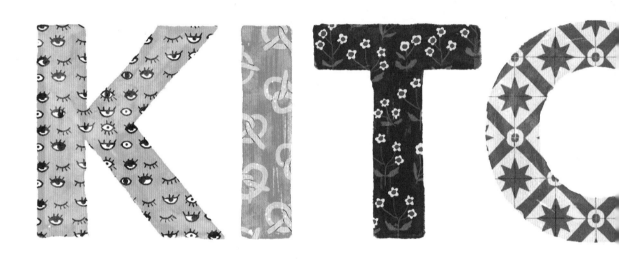

자, 이제 부엌으로 갑니다. 드디어 커피를 마실 시간이에요!

커피가 내려지는 동안 구수한 향을 맡으며, 혹은 차가 우려지는 동안 몸을 움직이며 코어를 자극해 보세요.

튼튼한 탁자나 조리대, 수건 한 장이 필요합니다.

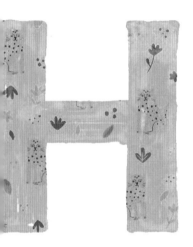HEN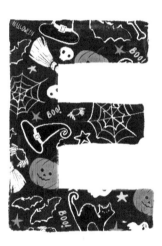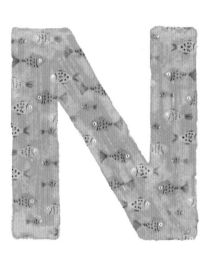

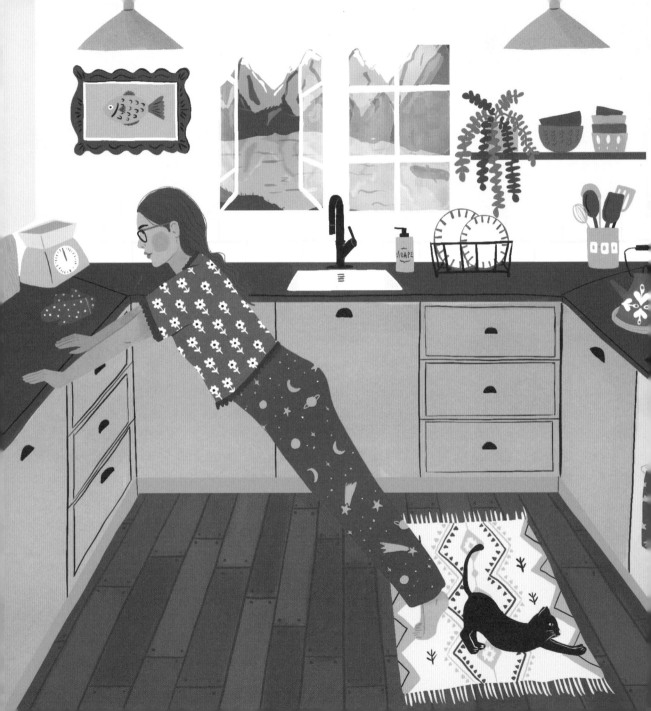

서서 하는 플랭크

걷기나 달리기, 골프나 정원 가꾸기 등 오늘 하루 무엇을 하든 이 자세가 준비 운동이 되어줄 겁니다. 자세를 오래 유지하는 것만으로도 코어를 단련할 수 있어요. 하다 보면 언제 자세를 풀어야 할지 알 수 있을 거예요! 자세를 취할 때 손목이 아프다면 손 대신 팔뚝을 대고 해도 된답니다. 팔 밑에 수건을 대면 더 편할 거예요.

좋아요

복사근, 고관절 내전근, 둔근,
대퇴근, 햄스트링 강화.
어깨 안정화.
코어 활성화.
자세 개선.
체력 증진.

이렇게도 해 보세요

버티는 시간을 조금씩 늘려 보세요.

한 다리를 들어 올린 상태로 자세를 유지해 보세요.

1 조리대에서 두세 걸음 떨어져 바르게 선다. 두 팔을 쭉 뻗어 조리대 모서리를 짚고 기댈 수 있을 정도면 된다.

2 정수리부터 발끝까지, 어깨와 가슴, 엉덩이, 무릎이 일직선이 되도록 한다. 어깨는 가볍게 내려 귀에서 멀어지게 한다. 이것이 바로 플랭크 자세다.

3 10초에서 30초 동안 자세를 유지한다. 그리고 다시 선 자세로 돌아온다.

4 3회에서 5회 반복한다.

다리 뒤로 들고 균형 잡기

매일 책상 앞에 오래 앉아 있다면 고관절 굴근이 뻣뻣하거나 관절이 어긋나 있거나 둔근이 약해져 있을 거예요. 이는 전부 허리 통증으로 이어집니다. 이 동작으로 의자에 오래 앉아 있으면서 생겨난 부작용들을 줄여 보세요.

좋아요

엉덩이, 가슴, 등 근육 강화.
고관절 가동성 향상과
불균형 개선.
넘어짐 방지.

이렇게도 해 보세요

들어 올린 발끝을 쭉 뻗거나 몸
쪽으로 당겨 보세요.

들어 올린 다리에 위아래로
펄스를 줘 보세요.

1 조리대에서 한 걸음 정도 떨어져 바르게 선다. 팔을 쭉 뻗어 조리대 모서리를 잡는다.

2 팔꿈치를 뒤쪽으로 보내며 고관절에서부터 움직임을 시작해 상체를 똑바로 숙인다. 가슴을 조리대 가까이 가져가면서 한 다리를 뒤로 길게 뻗는다. 머리와 다리가 일직선이 되고 골반이 바닥과 평행이 되게 한다.

3 두 팔을 쭉 펴 상체를 들어 올리면서 올렸던 다리를 내리고 선 자세로 돌아온다.

4 10회에서 20회 반복한다. 방향을 바꿔 반대편 다리로도 같은 횟수를 진행한다.

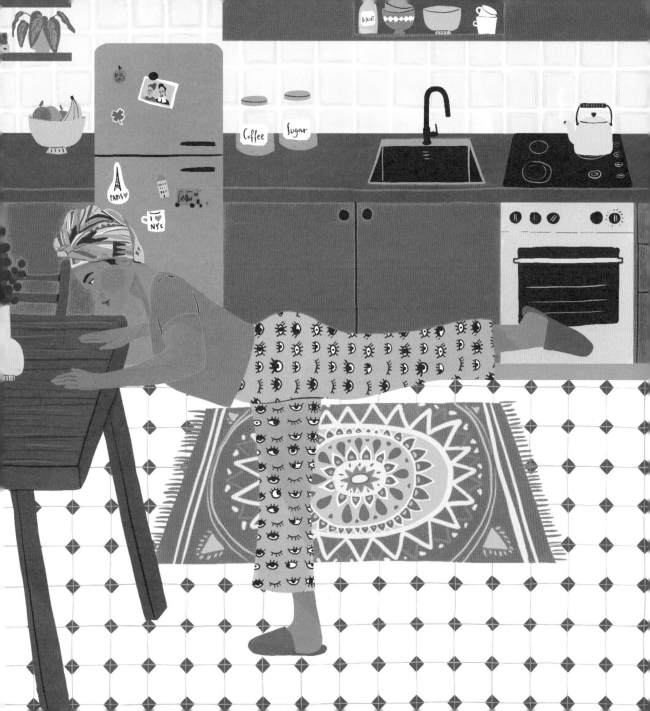

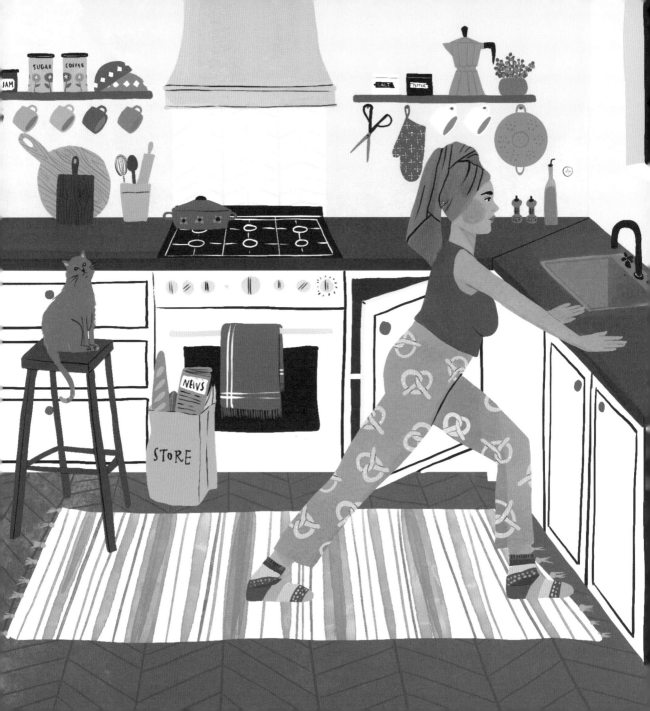

종아리 스트레칭

오래 걷거나 달린 뒤에 해 주면 종아리가 시원하게 풀릴 거예요. 종아리와 발목의
근육이 뭉치지 않게 도와주는 동작입니다.

좋아요

발목과 발의 가동성 향상.
종아리 근육 유연성 향상.

이렇게도 해 보세요

뒤로 뻗은 다리의 무릎을 약간
굽혀 종아리 아랫부분의 자극을
느껴 보세요.

1 조리대 앞에 서서 한 다리는 조리대에서 한 걸음 뒤에, 또 한 다리는 두
걸음 뒤에 둔다. 앞에 둔 다리는 무릎을 굽히고 뒤쪽에 위치한 다리는 곧게
뻗는다.

2 뒤쪽 다리의 발꿈치를 바닥에 붙이고 자세를 유지하면서 종아리의 자극을
느껴 본다.

3 30초에서 60초 동안 자세를 유지하며 호흡한다.

4 반대쪽 다리도 똑같이 반복한다.

테이블 스트레칭

집이나 사무실, 학교 등 테이블이 있는 곳이라면 어디에서나 할 수 있어요.
정말이에요! 장시간 스크린을 들여다본 뒤 몸의 중심을 다시 잡아 주거나 근육에
쌓인 스트레스를 해소하는 데 큰 도움이 됩니다.

좋아요

어깨, 골반, 엉덩이, 햄스트링,
종아리 스트레칭.
근막 회복.
몸의 이완과 마음의 정화.

이렇게도 해 보세요

두 팔을 넓게 벌리면 가슴과 어깨의
다른 부위를 풀어 줄 수 있어요.

두 팔을 한쪽으로 모아 반대편
갈비뼈를 늘리며 숨을 들이쉬어
갈비뼈 사이사이를 더 넓게 벌려
보세요.

1 튼튼한 탁자나 조리대 앞에 서서 두 팔을 뻗어 모서리를 잡는다.

2 등을 똑바로 펴고 고관절에서부터 움직임을 시작해 상체를 숙인다. 두
손과 양팔에 체중을 골고루 분산한다.

3 폐에 공기가 가득 차도록 숨을 들이쉬고 내쉰다.

4 좋은 느낌이 지속될 때까지 자세를 유지한다.

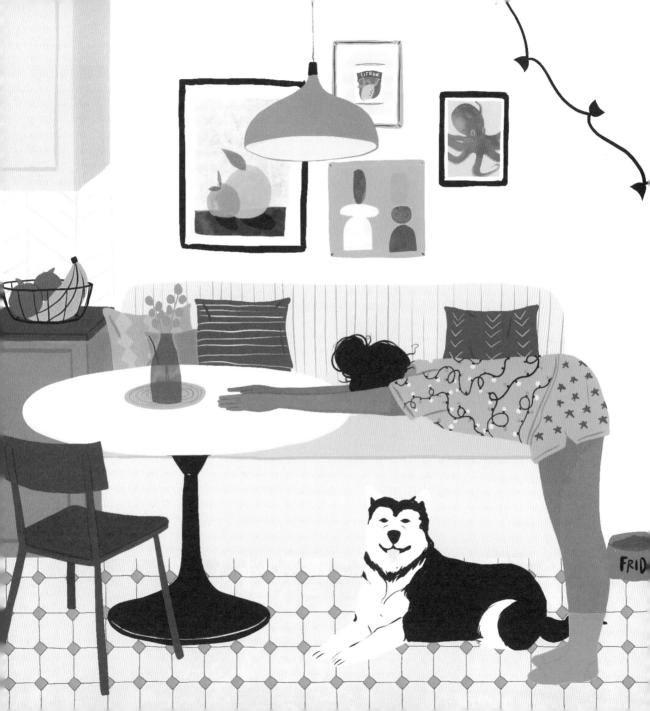

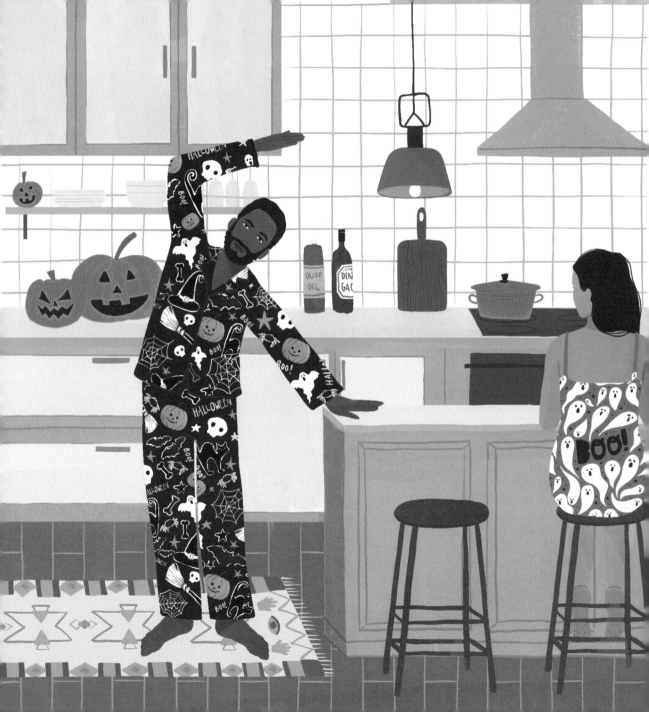

조리대 사이드 벤드

제 수강생 중에 마취과 의사가 있었어요. 하루 종일 환자들 곁에 서서 상체를 숙이거나 비틀며 일을 해야 했는데, 틈이 날 때마다 이 동작을 반복하면서 갈비뼈를 확장시키고 가슴과 골반 사이를 늘이며 옆구리를 비롯해 몸의 측면을 부드럽게 풀어 주었더니 컨디션이 굉장히 좋아졌다고 해요.

좋아요

근막 회복.
흉추 가동성 향상.
복사근, 광배근,
허리 근육 스트레칭.

이렇게도 해 보세요

가슴과 들어 올린 팔이 조리대 쪽을 향하도록 상체를 기울여 보세요. 어깨 뒤쪽이 더 시원하게 늘어나는 것을 느낄 수 있을 거예요.

1 조리대를 옆에 두고 똑바로 서서 한 손을 조리대에 놓고 다른 손을 머리 위로 올린다.

2 조리대 쪽으로 상체를 기울여 들어 올린 손 쪽 측면이 늘어나는 것을 느껴 본다.

3 두 발을 바닥에 단단히 붙이고 자세를 유지하며 세 번 호흡한다.

4 3회 반복한 다음 반대쪽도 3회 반복한다.

거북목 방지 가슴 열기

휴대 전화나 스크린을 장시간 들여다보면 목이 굽거나 가슴이 경직되거나 등
근육이 약화될 수 있습니다. 이 동작이 그런 부작용을 없애 줄 거예요. 업무 중
잠시 쉬거나 커피가 내려지길 기다리면서도 할 수 있는 동작입니다.

좋아요

자세 개선.

가슴 확장.

상척추 신근 강화.

이렇게도 해 보세요

가슴을 활짝 펴며 한 팔씩 머리 위로
올려 보세요.

등 뒤로 두 손을 깍지 끼고 견갑골을
모아 가슴을 더 활짝 열어 보세요.

1 두 발을 골반 너비로 나란히 벌리고 두 발에 체중을 골고루 싣는다.

2 턱을 내리고 두 손으로 테이블을 누르며 어깨뼈 아래쪽을 대각선 위로
내밀어 본다. 가슴은 천장을 향하고 등 위쪽은 아치 형태가 된다.

3 바르게 선 자세로 돌아온다.

4 5회에서 8회 반복한다.

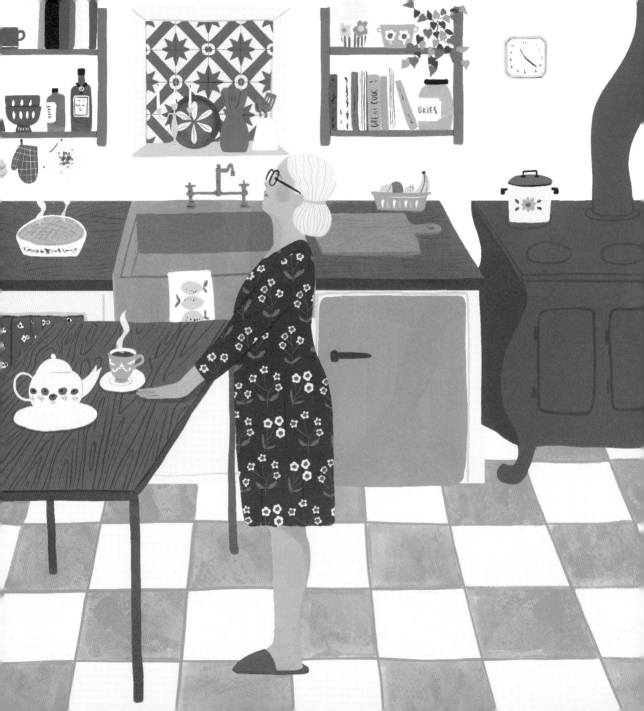

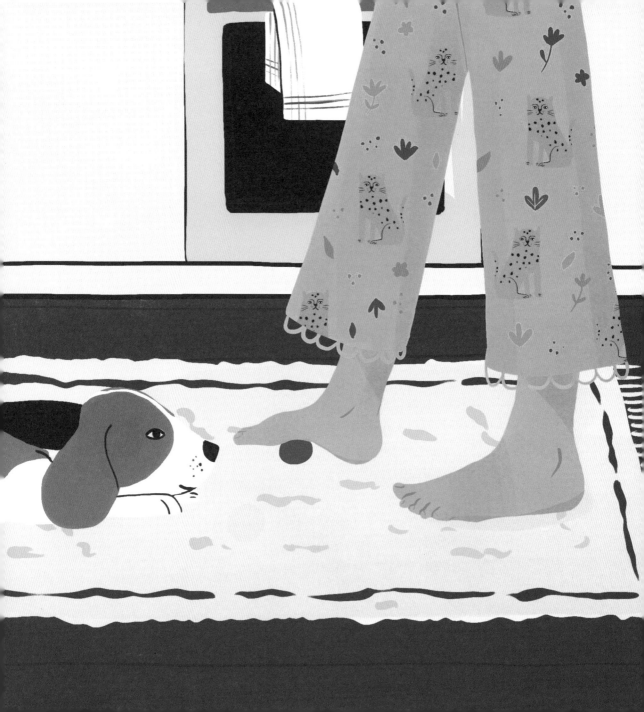

테니스공 발 마사지

두 발에 감사한 마음을 전할 기회입니다. 이 동작은 발에 모여 있는 26개의 뼈와
33개의 관절, 100개 이상의 근육과 힘줄, 인대에 도움이 됩니다. 테니스공이나
마사지볼을 옆에 두고 틈틈이 해 보세요.

좋아요

발바닥 근막 회복.
발목과 발 근육 강화.
균형 감각 향상.

이렇게도 해 보세요

발꿈치를 바닥에 대고
발볼(발 앞꿈치) 아래 공을 둔 채
체중을 실어 공을 지그시 눌러
보세요. 그런 다음 부드럽게
힘을 뺍니다.

발꿈치를 바닥에 대고
발볼(발 앞꿈치) 아래 공을 두고
발을 양쪽으로 비틀어 보세요.

1 조리대나 테이블을 잡고 한 발로 선다.

2 반대편 발을 테니스공 위에 올린다. 약 30초 동안 가볍게 힘을 주면서
발로 공을 굴린다.

3 다른 쪽 발도 똑같이 해준다.

앉아서 한 다리 접어 올리기

이제 엉덩이를 살펴봅시다. 엉덩이의 여섯 개 회전근 중 하나인 이상근은 골반의 안쪽에 있는 띠 모양의 평평한 근육으로 좌골 신경과 평행하게 위치합니다. 그 부분이 경직되어 있거나 염증이 생기면 좌골 신경통이 올 수 있어요. 장시간 자동차나 비행기 여행을 하고 나면 그 부분이 굳어 있다고 느낄 수 있어요. 이 스트레칭을 싫어하는 사람은 지금까지 한 명도 없었답니다!

좋아요

이상근을 비롯한 엉덩이 근육 스트레칭. 좌골 신경통 완화.

이렇게도 해 보세요

바닥에 등을 대고 누워서 해도 좋습니다.

1 양쪽 엉덩이에 골고루 무게를 실어 의자에 깊숙이 앉는다. 두 발은 바닥에 붙인다.

2 한 다리를 들어 반대편 다리 허벅지 위에 발목을 올린다. 두 다리로 숫자 4 모양을 만들며 굽힌 무릎이 몸의 정중선에서 멀어지도록 한다.

3 고관절에서부터 움직임을 시작해 상체를 숙여 약 30초 동안 자세를 유지한다.

4 반대쪽 다리도 똑같이 해 준다.

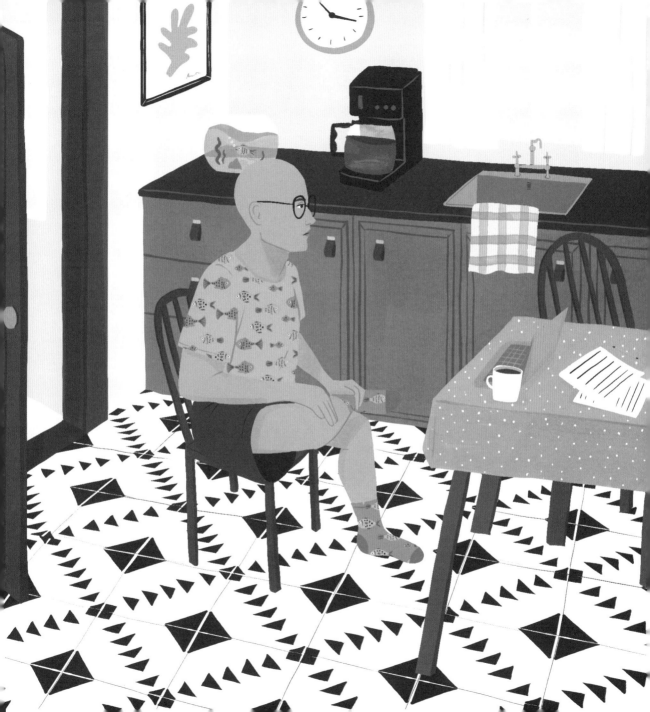

욕실에서

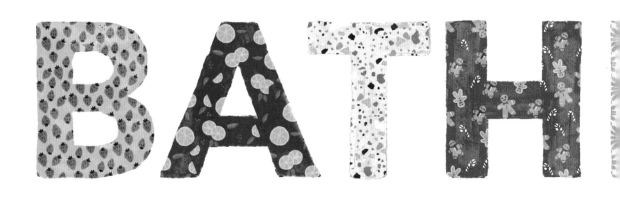

자, 이제 욕실로 들어가 볼까요? 이 동작을 할 때는 하던 일을 멈출 필요가 없어요!

계속 움직이면서 해 봐요! 수건과 작은 쿠션이 필요한 동작도 있어요.

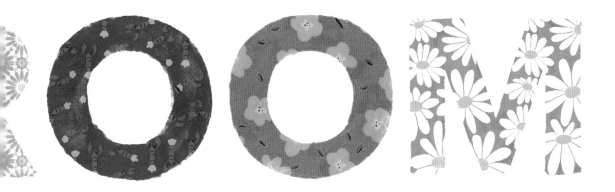

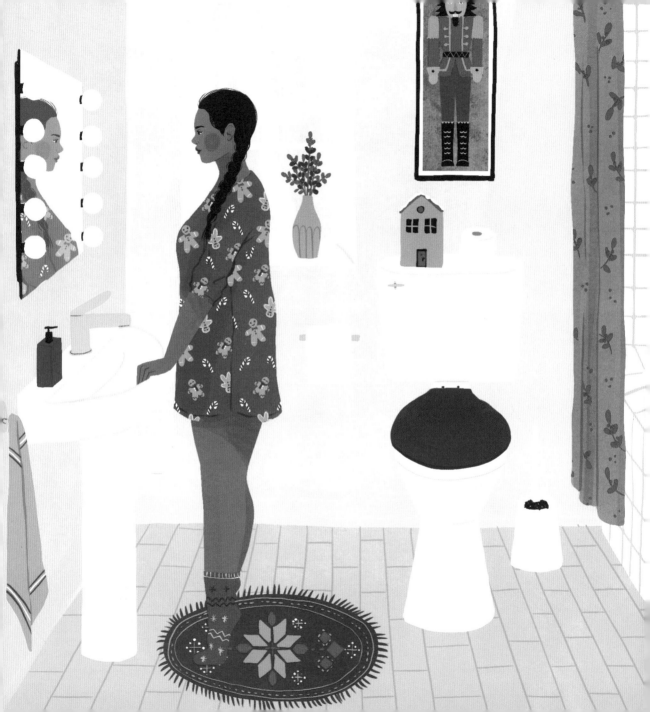

서서 발꿈치 들어 올리기

발끝으로 균형을 잡고 종아리 근육의 힘으로 우뚝 서 봅시다. 두 발과 발목을
튼튼하게 하고 균형 감각을 키워 주는 동작이랍니다.

좋아요

코어 활성화.
발목 힘 증가와
발목 가동성 향상.
균형 감각 향상.
둔근과 종아리 근육 강화.

이렇게도 해 보세요

발끝으로 선 채로 한쪽 발꿈치를
내리면서 반대쪽 무릎을 굽혀
보세요. 반대쪽도 해 보세요.
양쪽 동작을 모두 하면 1회입니다.
20회에서 30회 반복하세요.

한쪽 발을 들어 올려 보세요.
그리고 다른 발의 발꿈치를 내려
보세요. 양쪽 모두 10회에서 15회
반복합니다.

1 두 발에 체중을 골고루 실어 평행하게 두고 똑바로 선다. 무게중심은 양쪽
엄지발가락에 두고 두 손으로 세면대를 잡는다.

2 양쪽 발꿈치를 들고 발끝으로 선다. 무게중심은 발가락에 둔 채 한두 차례,
혹은 균형을 유지할 수 있는 만큼 호흡한다. 발꿈치를 내려 발바닥 전체로
바닥을 딛는다.

3 10회에서 20회 반복한다.

한 발로 균형 잡기

이를 닦으며 몸의 균형을 회복시켜 보세요. '원 플러스 원'이 가능한 동작이랍니다. 이 동작을 매일 하면 엉덩이와 무릎, 발목이 튼튼해지고 두 발에도 더 안정감이 느껴지게 될 거예요. 제가 서커스단에서 활동하던 시절 자주 하던 동작이랍니다.

좋아요

둔근과 발목 근육 강화.
균형 감각 향상.
넘어짐 방지
(보너스 : 반짝반짝 빛나는 치아!)

이렇게도 해 보세요

다리를 들어 올릴 때 반대편 팔을 천장으로 뻗어 보세요. 발을 바꿀 때 들어 올린 팔도 바뀝니다.

이때 발꿈치를 올렸다 내려 보세요.

1 이를 닦으면서 한 다리를 들어 올린다. 체중을 반대편 다리에 싣고 엉덩이와 다리 근육이 활성화되는 것을 느낀다. 필요하다면 세면대를 짚어 균형을 잡는다.

2 30초에서 60초까지 다리를 들고 자세를 유지해 본다. 그리고 다리를 내린다.

3 반대쪽 다리도 똑같이 해 준다.

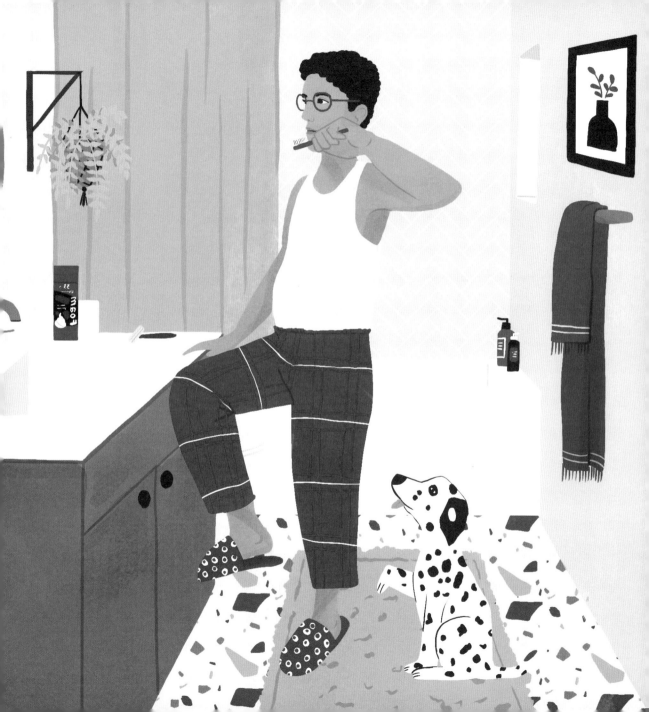

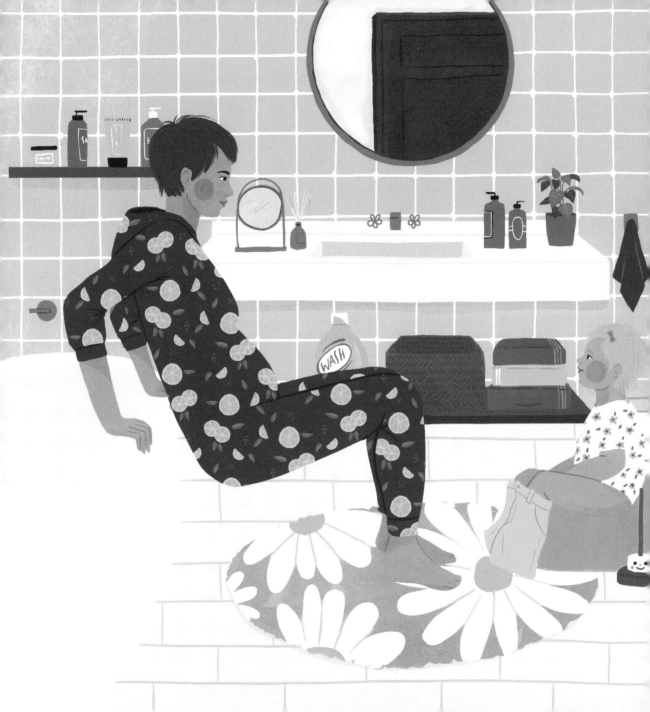

욕조 트라이셉스 딥

욕조를 이용해 운동을 할 수 있어요. 이 동작은 삼두박근이라고 하는 팔의 뒤쪽 근육들을 다듬어 줍니다. 매끈한 뒤태를 마다할 사람이 있을까요! 상체의 힘을 키우는 데에도 정말 좋아요. 욕조가 없다면 체중을 버틸 수 있는 튼튼한 의자나 벤치 가장자리를 이용해도 좋습니다.

좋아요

삼두박근 강화.
코어와 어깨 안정화 근육 활성화.

이렇게도 해 보세요

두 발을 더 멀리 보내 무릎을 쭉 편 상태로도 해 보세요.

자세를 잘 잡은 다음 위아래로 가볍게 펄스를 줘 보세요.

위의 두 가지 변형을 조합해 보세요. 다리를 쭉 펴고 펄스를 더하는 거예요. 이 운동을 지속하면 나중에 저한테 감사하게 될 거예요!

1 욕조를 등지고 똑바로 선다. 한 발 앞으로 가면서 두 팔을 등 뒤로 보낸다. 무릎을 굽히고 두 손으로 욕조 가장자리를 잡는다. 손가락이 욕조 바깥쪽을 향하도록 한다.

2 두 발을 앞으로 더 이동시켜 무릎을 90도로 만든다.

3 팔꿈치를 90도로 구부려 엉덩이가 바닥 쪽으로 내려가게 한다.

4 천천히 두 팔을 펴면서 처음 자세로 돌아온다. 엉덩이가 아닌 팔 힘으로 동작을 반복한다.

5 10회에서 15회 반복한다.

세면대 스쿼트

모스크바와 멕시코 시티는 창의적인 방법으로 시민들의 건강을 챙기고 있어요. 그 자리에서 스쿼트를 하면 무료로 지하철 승차권을 받을 수 있답니다. 여러분도 세면대를 붙잡고 한번 해 보세요. 변형 동작을 위해 가벼운 아령이나 물통 두 개를 준비하면 좋아요.

좋아요

코어 활성화.
대퇴근, 둔근, 햄스트링,
광배근 강화.
발목, 무릎, 고관절 가동성 향상.

이렇게도 해 보세요

스쿼트 자세에서 위아래로
펄스를 줘 보세요.

세면대를 잡는 대신 아령이나
물통을 들고 두 손바닥이
마주보게 팔을 앞으로 뻗어
동작을 진행해 봅니다.

1 세면대에서 반 걸음 정도 거리에 서서 세면대 가장자리를 잡습니다.

2 고관절에서부터 움직임을 시작해 상체를 앞으로 약간 숙이며 의자에 앉듯 엉덩이를 내립니다. 중립 척추를 유지하며 무릎이 90도가 되도록 만듭니다.

3 발꿈치로 바닥을 밀며 다리를 펴고 처음 자세로 돌아옵니다. 둔근이 활성화되는 느낌이 들 거예요.

4 10회에서 30회 반복합니다.

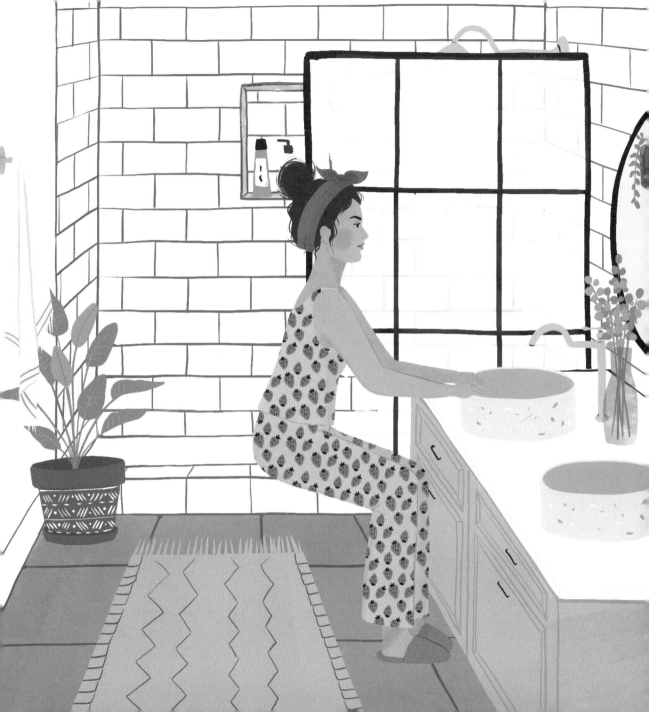

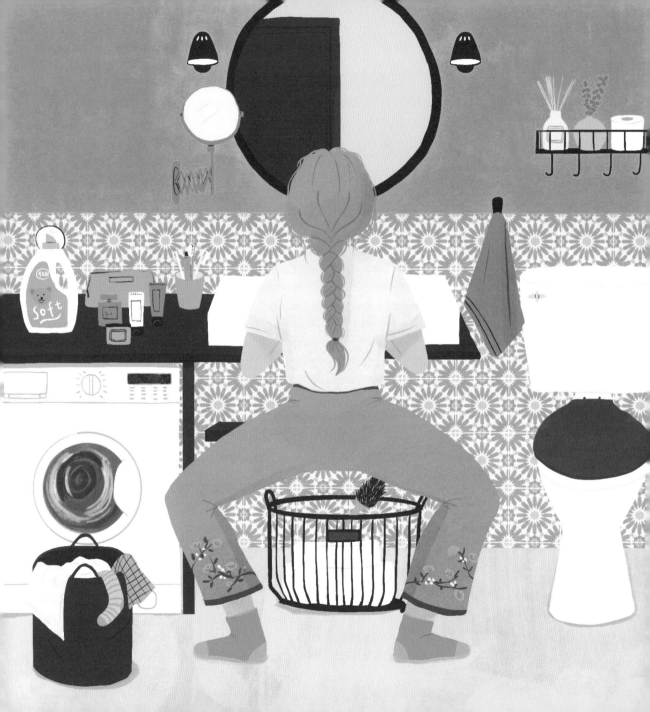

그랑 플리에

필라테스 수업 시간에 종종 사용하는 발레의 기본 동작 중 하나입니다. 여러분이
피아노 소리에 맞춰 훈련하는 발레리나라고 생각해 보세요. 더 부드럽고 우아한
동작을 할 수 있게 될 거예요!

좋아요

둔근, 대퇴근, 햄스트링,
허벅지 안쪽 내전근 강화.
균형 감각 향상.

이렇게도 해 보세요

이 동작을 하면서 두 팔을
앞으로 뻗어 보세요.

균형 감각이 좋아지면 두 손을
머리 위로 올려 보세요.

1 두 다리를 골반보다 넓게, 평행이 되게 벌리고 똑바로 선다. 중심을 잡기
어려우면 세면대 모서리를 잡는다.

2 발끝과 무릎이 신체 정중선에서 45도 바깥을 향하도록 골반을 열어 준다.

3 두 발을 바닥에 단단히 붙이고 무릎을 90도로 굽힌다. 무릎과 발가락이
같은 방향이 되도록 하고 척추는 중립을 유지한다.

4 다리를 펴고 선 자세로 돌아온다.

5 10회에서 20회 반복한다.

팔 다리 교대로 뻗기

허리의 힘을 기르고 싶다면 이 동작이 좋습니다. 손목이 약한 사람들은 바닥이
아니라 욕조 모서리에 수건을 깔고 팔꿈치 아래쪽을 올려놓고 해도 좋습니다.
욕실에 공간이 없다면 거실에서 해도 좋아요.

좋아요

코어, 어깨, 척추,
골반 안정화 근육 활성화.
둔근 강화.

이렇게도 해 보세요

자세를 유지하면서 두세 차례
호흡해 봅니다.

골반의 바른 정렬을 유지하면서
다리에 위아래로 펄스를 줘 보세요.

1 양손과 두 무릎을 바닥에 대고 바른 자세로 엎드린다. 배꼽을 척추 쪽으로
당겨 코어에 힘을 주고 시선은 바닥을 향한다.

2 코어의 힘을 사용해 한 팔을 앞으로 뻗는다. 손바닥은 안쪽을 향하게 한다.
동시에 반대편 다리를 뒤로 뻗는다. 골반은 움직이지 않고 무게중심이
한쪽으로 치우치지 않게 신경 쓴다.

3 뻗었던 팔과 다리를 내린다.

4 3회에서 5회 반복한다. 반대편 팔과 다리 역시 3회에서 5회 반복한다.

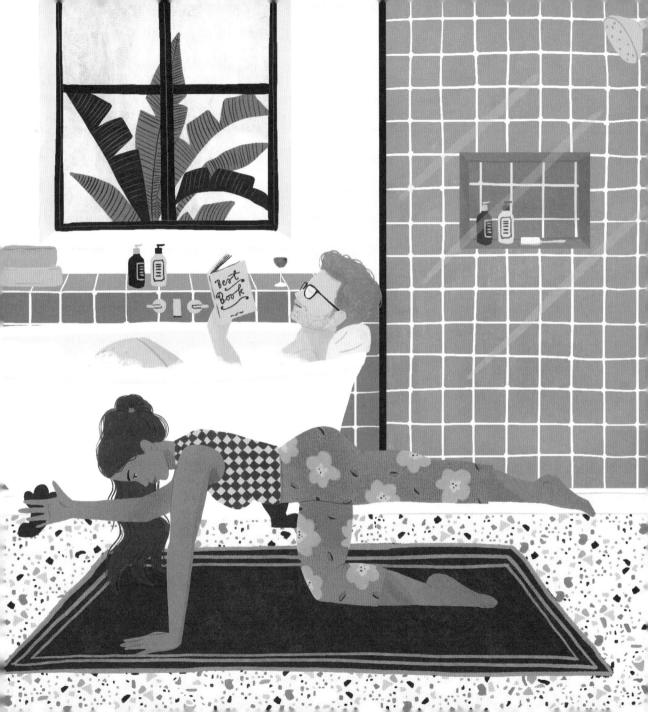

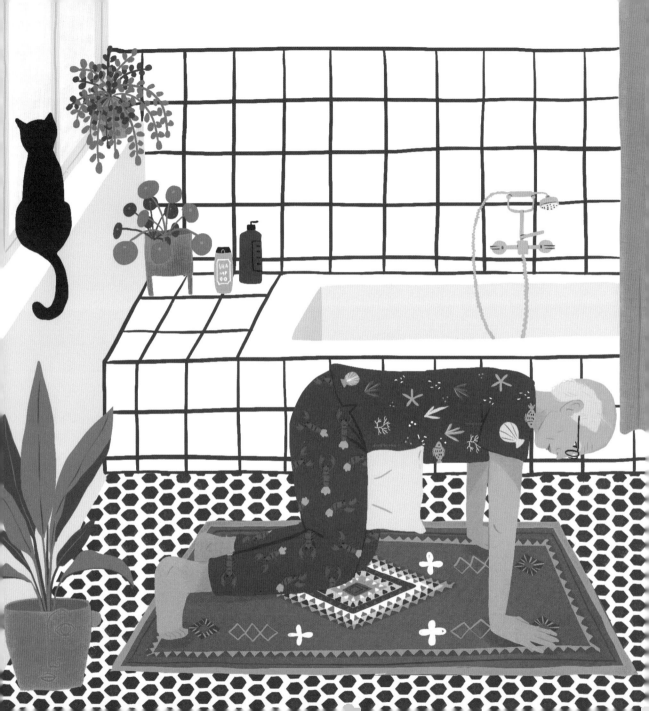

엎드려 두 무릎 동시에 들기

쉬워 보이지만 전혀 그렇지 않은 동작입니다. 자세를 오래 유지하면 심장 박동이 빨라지고 근육이 떨릴지도 몰라요. 수건을 접어 무릎 아래에 대고 하면 더 편합니다. 베개를 가까이 준비해 두고, 욕실에 자리가 부족하다면 거실에서 해도 좋아요.

좋아요

척추, 내전근, 광배근, 대퇴근, 고관절 굴근 강화.
코어, 어깨, 천장관절 안정화 근육 활성화.
체력 증진.

이렇게도 해 보세요

두 무릎을 공중에 띄운 상태에서 한 발씩 들었다가 내려 봅니다. 골반이 한쪽으로 틀어지지 않도록 신경 쓰며 자세를 유지합니다.

1 양손과 두 무릎을 바닥에 대고 바른 자세로 엎드린다. 배꼽을 척추 쪽으로 당겨 코어에 힘을 주고 시선은 바닥을 향한다.

2 허벅지 사이에 베개를 끼우고 발가락을 세운 다음 다리 사이의 베개에 힘을 준다. 두 무릎을 바닥에서 약간 들어 띄운다.

3 충분히 숨을 들이쉬고 내쉬는 동안 자세를 유지한다. (24쪽 들이쉬고 내쉬기를 참조하세요) 그리고 두 무릎을 내린다.

4 5회에서 10회 반복한다.

서서 하는 허벅지 스트레칭

달리거나 자전거를 타거나 하루 종일 책상에 앉아 있으면 대퇴근이 뻣뻣해지거나
짧아지기 쉽습니다. 이 스트레칭은 대퇴근을 늘여 주고 무릎을 유연하게 해
줍니다. 한 발로 서는 것이 쉽지 않다면 같은 동작을 옆으로 누워서 해도 괜찮아요.

좋아요

대퇴근 스트레칭.
무릎 유연성 향상.

이렇게도 해 보세요

발을 잡은 채로 꼬리뼈를 안쪽으로
당기며 허벅지 앞쪽 윗부분과
고관절 굴근을 더 길게 늘여 보세요.

1 두 다리를 골반 너비로 벌리고 두 발은 평행하게 한 다음 바른 자세로
세면대 앞에 선다. 넘어지지 않도록 한 손으로 세면대를 잡아도 좋다.
배꼽을 척추 쪽으로 당겨 코어에 힘을 준다.

2 무릎을 굽혀 한 다리를 뒤로 보낸다. 같은 쪽 손으로 등 뒤에서 발을
잡는다. 등이 뒤로 꺾이지 않도록 코어에 힘을 준다.

3 30초에서 60초 동안 자세를 유지한다. 그리고 천천히 다리를 내린다.

4 반대쪽 다리도 똑같이 해 준다.

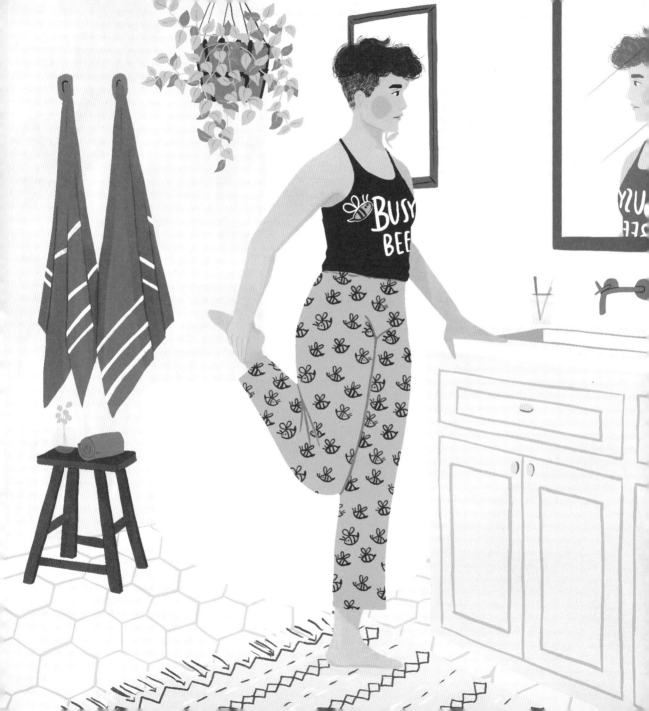

거실에서

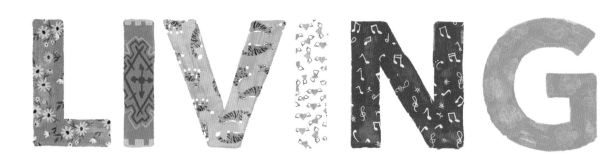

거실 여기저기에 가구는 많지만 소파 말고는 별로 이용하지 않지요? 이제 활용해 봅시다.

바닥에서 하는 모든 동작은 요가 매트나 러그 위에서 해도 좋고 그냥 맨바닥에서 해도 좋습니다.

고정해 놓은 의자나 무거운 소파, 커피 테이블을 이용해도 됩니다. 베개와 가벼운 아령, 물통도 준비하세요.

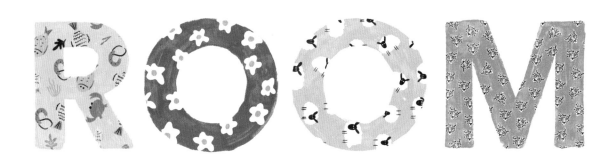

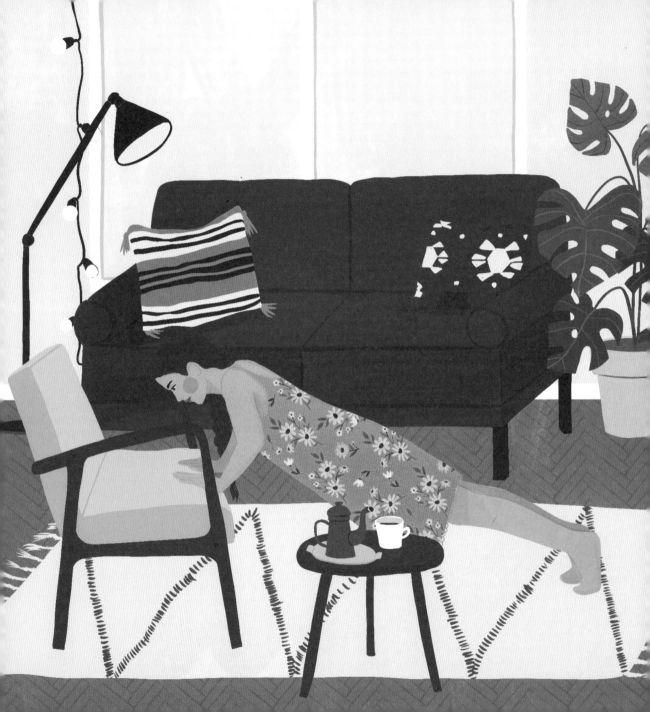

긴즈버그 푸시업

푸시업은 몸 전체의 근육 강화에 좋은 동작입니다. 미국의 여성 대법관 루스 베이더 긴즈버그는 팔십 대의 나이까지 이 운동을 했다고 해요. 그러니 여러분도 할 수 있을 거예요. 무릎을 바닥에 대고 해도 괜찮아요. 긴즈버그처럼 당당하게 자신한테 맞는 운동법을 스스로 결정하고 지속해 보세요!

좋아요

삼두박근, 가슴 근육,
둔근, 대퇴근 강화.
코어와 어깨 안정화 근육 활성화.
자세 개선과 체력 증진.

이렇게도 해 보세요

팔을 구부려 소파 쪽으로
몸을 기울인 다음 위아래로
펄스를 줘 보세요.

1 움직이지 않는 의자나 소파에서 서너 걸음 떨어져 무릎을 바닥에 댄다. 팔은 어깨 너비로 벌리고 상체를 앞으로 기울여 양손으로 의자나 소파의 모서리를 잡는다.

2 가슴을 열고 어깨를 내려 어깨 뒤쪽과 두 팔에 힘이 들어가는 것을 느껴 본다.

3 발가락을 세우고 무릎을 들면서 코어에 단단히 힘을 주고 플랭크 자세를 취한다.

4 팔꿈치를 90도 정도로 굽혀 몸을 의자나 소파 쪽으로 기울인다. 팔꿈치는 뒤쪽을 향하게 한다. 팔을 펴면서 플랭크 자세로 되돌아온다.

5 10회에서 12회 반복한다.

앉아서 꼬리뼈 말아 올리기

책상에 앉아 있을 때, 장거리 비행이 지겨울 때, 그리고 늦은 밤 텔레비전을 볼
때도 할 수 있는 복근 운동입니다. 하지만 쉽지는 않을 거예요!

좋아요

코어, 어깨, 척추 안정화 근육,
고관절 굴근, 복사근 강화.

이렇게도 해 보세요

두 팔을 앞으로 뻗거나 머리 위로
올려 보세요.

두 발을 바닥에서 떼고 허벅지
뒤쪽의 힘으로 버텨 보세요.

1 상체를 바르게 세워 의자 끄트머리에 앉는다. 두 발로 바닥을 지그시
누른다.

2 두 손을 등 뒤에 놓고 팔꿈치를 약간 구부린다. 손가락 끝은 앞쪽을 향한
채 어깨와 귀 사이의 간격을 늘린다.

3 배꼽을 척추 쪽으로 당기고 무게 중심을 좌골 뒤쪽에 두면서 배 위에
물이 담긴 그릇이 놓여 있다고 생각해 본다. 상체를 의자 등받이 쪽으로
기울이며 꼬리뼈를 말아 올려 척추가 알파벳 *J* 모양이 되도록 만든다.

4 자세를 유지한 상태로 호흡을 한 번 한 다음 처음 자세로 돌아온다.

5 10회에서 15회 반복한다.

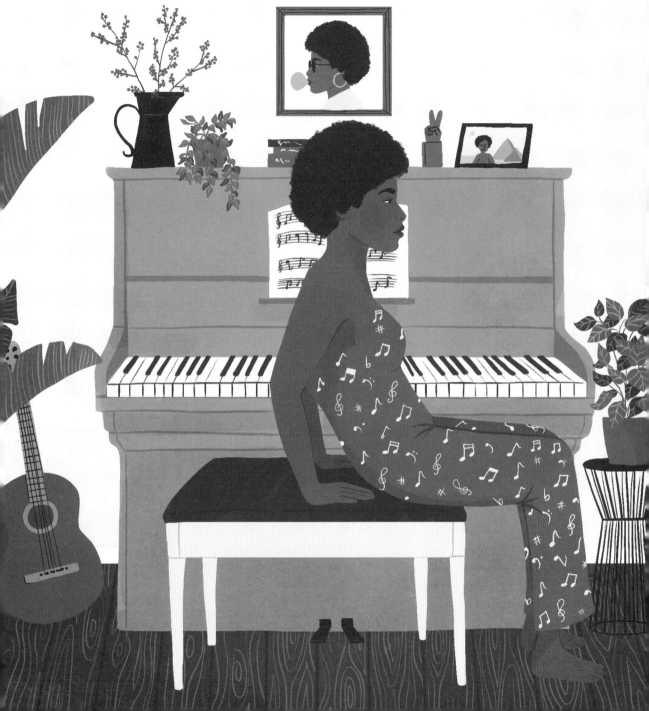

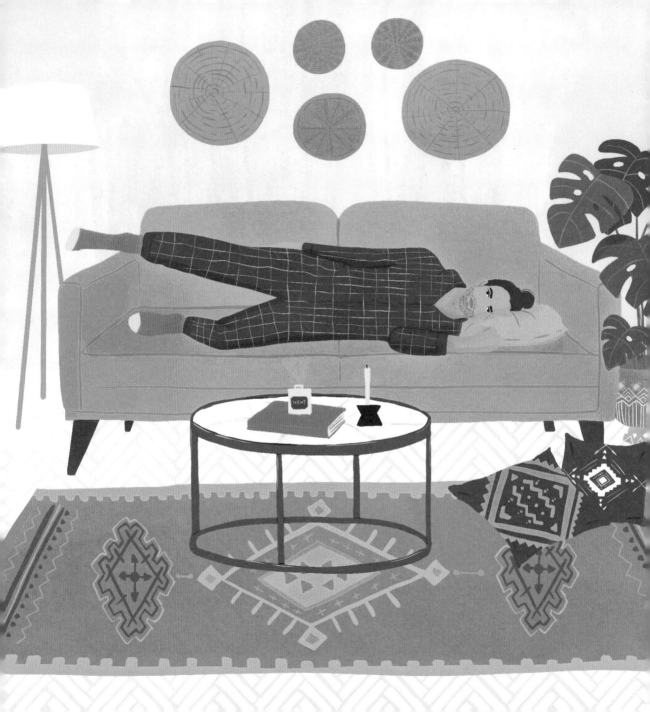

옆으로 누워 다리 들기

옆으로 누워서 하는 동작들은 엉덩이와 무릎의 근육을 키우고 다듬는 데 꼭
필요합니다. 엉덩이 근육 단련에 집중하는 동작부터 시작해 볼까요? 베개를
준비하세요.

좋아요

고관절 외전근과 둔근 강화.
코어와 고관절 안정화 근육 활성화.
균형 감각 향상.

이렇게도 해 보세요

위쪽 손을 허벅지 위에 놓고 다리를
들어 올릴 때 저항을 줘 보세요.

구부렸던 아래쪽 다리를 쭉 뻗은
상태로 동작을 진행하면 신체의
정렬과 균형 감각을 키우는 데
도움이 됩니다.

1 요가 매트나 러그, 소파 위에 바른 정렬로 베개를 베고 옆으로 눕는다.
아래쪽 팔은 접어 바닥에 편하게 두거나 베개 아래 넣어 머리를 받친다.
아래쪽 다리를 구부리고 위쪽 팔은 몸 위에 올려 둔다.

2 아래쪽 다리는 바닥에 둔 채 위쪽 다리를 올렸다가 내린다.

3 10회 반복한다. 방향을 바꿔 반대쪽도 10회 반복한다.

옆으로 누워 다리 굽혔다 펴기

옆으로 누워 다리를 힘차게 움직여 볼까요? 요가 매트나 러그 위에서 해도 좋고
더 푹신한 데서 하고 싶다면 소파 위도 괜찮아요. 베개도 준비해 주세요.

좋아요

코어 활성화.
외전근과 둔근 강화.
고관절 가동성 향상.
고관절과 척추 안정화.
균형 감각 향상.

이렇게도 해 보세요

구부렸던 아래쪽 다리를 쭉 뻗은
상태로 동작을 진행하면 신체의
정렬과 균형 감각을 키우는 데
더 도움이 됩니다.

1 바른 정렬로 베개를 베고 옆으로 눕는다. 아래쪽 팔은 접어 바닥에 편하게
두거나 베개 아래 넣어 머리를 받친다. 아래쪽 다리를 구부리고 위쪽 팔은
몸 위에 둔다.

2 위쪽 다리를 바닥과 평행하게 쭉 뻗어 엉덩이 높이까지 들어 올린다. 그
상태로 고관절과 무릎이 90도가 되도록 굽힌다.

3 굽혔던 다리를 곧게 펴 엉덩이와 무릎, 발이 일직선이 되도록 한다.

4 10회 반복한다. 방향을 바꿔 반대쪽도 10회 반복한다.

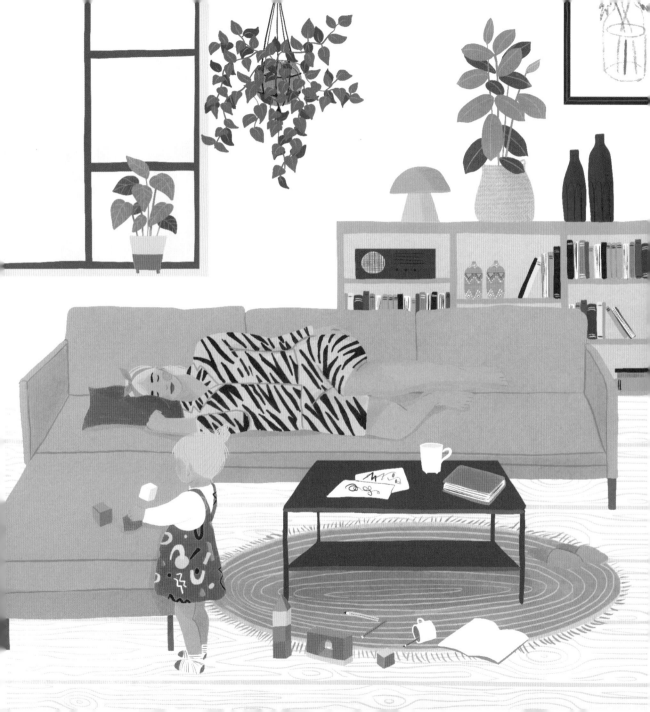

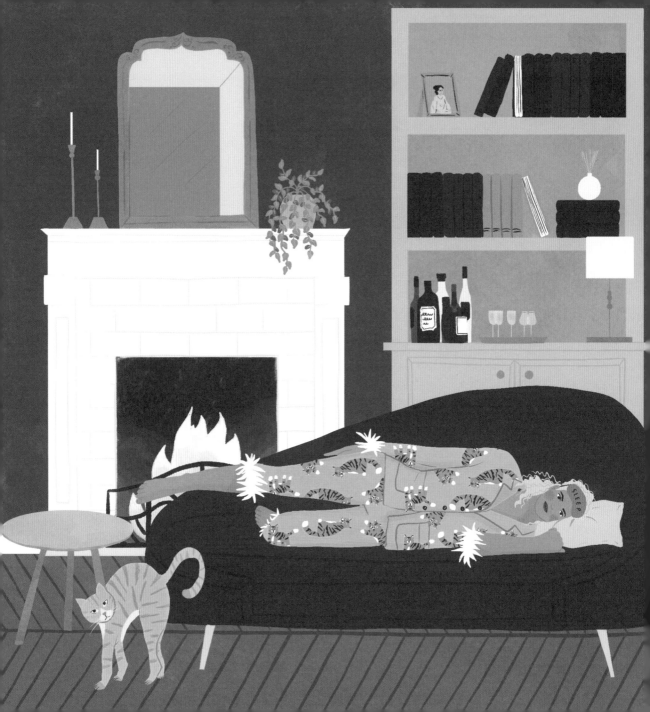

옆으로 누워 다리로 원 그리기

방금 옆으로 누워서 했던 동작들 때문에 엉덩이 근육이 약간 피로할 수 있어요. 하지만 고관절에서 대퇴골이 어떻게 움직이는지 느껴 보는 것도 빠뜨릴 수는 없죠! 이 동작을 한 뒤 엉덩이 근육을 마사지해 주면 더 빨리 피로를 회복할 수 있을 거예요.

좋아요

코어 활성화.
외전근과 둔근 강화.
고관절 가동성 향상.
고관절과 척추 안정화.
균형 감각 향상.

이렇게도 해 보세요

구부렸던 아래쪽 다리를 쭉 뻗은 상태로 동작을 진행하면 신체의 정렬과 균형 감각을 키우는 데 더 도움이 됩니다.

1 바른 정렬로 베개를 베고 옆으로 눕는다. 아래쪽 팔은 접어 바닥에 편하게 두거나 베개 아래 넣어 머리를 받친다. 아래쪽 다리를 구부리고 위쪽 팔은 몸 위에 둔다.

2 두 무릎을 붙이고 45도 정도로 구부린다.

3 위쪽 다리를 쭉 뻗어 엉덩이 높이까지 들어 올린다. 고관절에서부터 움직임을 시작해 다리 전체로 작은 원을 그린다.

4 시계 방향으로 5회, 시계 반대 방향으로 5회 진행한다. 방향을 바꿔 다른 발도 마찬가지로 각각 5회씩 진행한다.

필라테스의 꽃, 티저

티저라고 부르는 이 동작은 균형을 잡으며 몸을 알파벳 V자로 만드는 것입니다.
완벽한 V자가 어렵게 느껴진다면 이 동작부터 천천히 시작해 보는 것이 좋아요.
결국에는 완전한 동작을 할 수 있게 될 거예요.

좋아요

고관절 굴근, 코어, 대퇴근,
종아리 근육 강화.
어깨와 척추 안정화 근육 활성화.

이렇게도 해 보세요

두 다리를 곧게 펴고 발끝을 최대한
멀리 보낸 상태로 해 보세요.

두 팔을 앞으로 뻗어 다리와
평행하게 두거나 머리 위로 올려
완전한 V자를 만들어 보세요.

1 소파 가장자리에 두 손을 대고 앉는다. 손가락은 앞쪽을 향하게 한다.

2 배꼽을 척추 쪽으로 당기면서 코어에 힘을 준다. 꼬리뼈를 안으로 말아
무게 중심을 좌골 뒤쪽으로 이동시킨다.

3 무릎을 굽혀 두 다리를 하나씩 차례로 들어 올린다. 두 팔을 앞으로 뻗고
가슴과 어깨를 활짝 편다. 너무 힘이 들면 허벅지 뒤쪽을 잡아도 좋다.

4 자세를 유지하며 세 번 호흡한다. 한 다리씩 내려 처음 자세로 돌아온다.

5 3회에서 5회 반복한다.

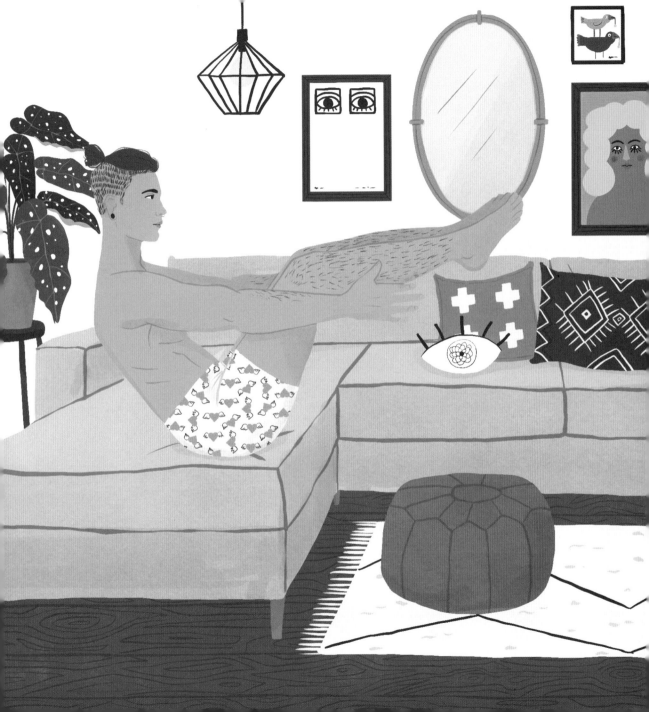

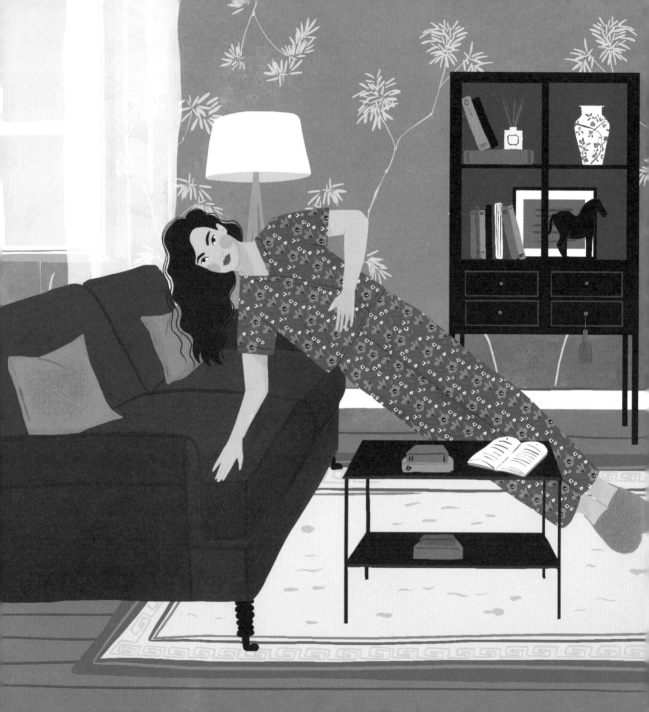

소파 사이드 플랭크

이 동작은 서서 하는 플랭크(49쪽을 참조하세요)보다 어렵습니다. 그 이유는 신체의 한쪽 면만으로 균형을 잡아야 하기 때문이에요. 소파 위에 올린 팔과 바닥을 디딘 두 발만 사용해야 합니다. 하지만 어떤 동작보다 코어 강화에 좋아요. 익숙해졌다면 변형 동작을 위해 물통을 준비하는 것도 좋습니다.

좋아요

둔근, 외전근, 내전근, 복사근, 삼두박근 강화.
코어, 척추, 어깨 안정화 근육 활성화.

이렇게도 해 보세요

동작이 익숙해지면 위쪽에 있는 팔과 다리를 들었다 내려 보세요. 난이도를 더 높이고 싶다면 위쪽 손에 물통을 들고 동작을 해 봅니다. 10회 반복하세요.

1 소파에서 반걸음 정도 떨어져 소파를 옆에 두고 무릎을 꿇는다. 팔은 손바닥이 아래를 향하도록 하고 소파 가장자리에 놓는다. 팔꿈치가 어깨 바로 아래에 오도록 한다.

2 몸을 움직이지 말고 소파 위에 놓인 팔꿈치를 갈비뼈 쪽으로 당긴다고 생각해 본다. 그러면 어깨 관절이 제자리를 찾을 것이다.

3 다리를 하나씩 곧게 펴 두 발과 두 다리를 가지런히 놓는다. 코어에 힘을 주면서 팔과 두 발로 균형을 잡는다. 10초에서 30초 동안 자세를 유지한다.

4 반대쪽도 똑같이 진행한다.

스완 다이브 준비 자세

필라테스 동작 중 하나인 스완 다이브를 준비하는 동작으로, 가슴을 열고 복부를 스트레칭합니다. 동작 내내 코어를 활성화해 허리를 보호하세요. 변형 동작을 위해서는 베개가 필요하니 미리 준비해 주세요.

좋아요

척추 신근, 코어, 둔근, 흉근, 삼두박근, 이두박근 강화. 척추와 어깨 안정화 근육 활성화.

이렇게도 해 보세요

팔을 굽혀 상체를 바닥으로 내리면서 한 다리씩 들어 올려 보세요. 두 다리를 동시에 올려 보는 것도 좋습니다. 필요하다면 골반 아래에 베개를 받쳐도 좋아요.

1 배를 바닥에 대고 엎드려 이마를 매트 위에 올려놓는다. 손으로 어깨 아래 바닥을 짚고 팔꿈치는 뒤쪽을 향하게 한다.

2 두 다리를 바깥으로 움직여 골반 너비보다 넓게 벌린다. 두 다리에 힘을 주어 발끝을 멀리 보낸다.

3 코어에 힘을 주고 두 손으로 매트를 밀며 두 팔을 쭉 펴 상체를 들어 올린다. 유연성 정도에 따라 머리, 가슴, 갈비뼈까지 들릴 수 있다.

4 편안한 수준까지 상체를 들어 올린 뒤 처음 자세로 되돌아온다.

5 5회에서 10회 반복한다.

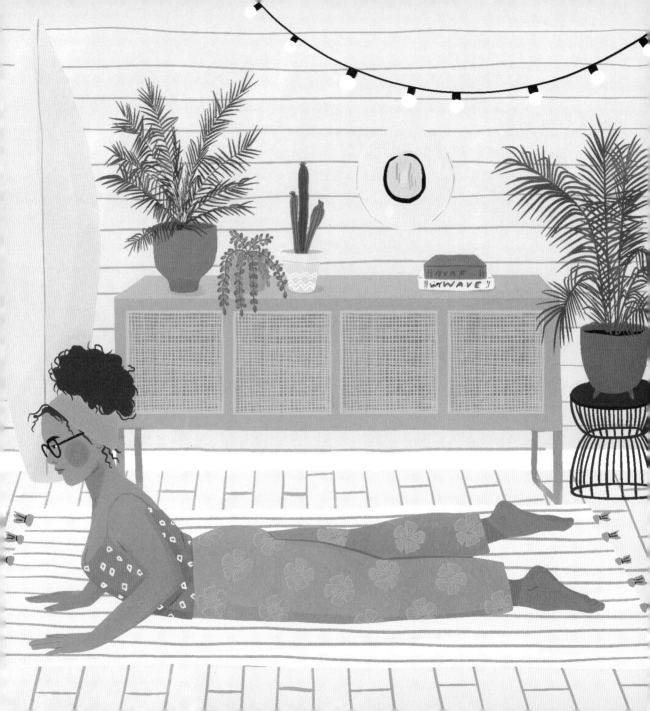

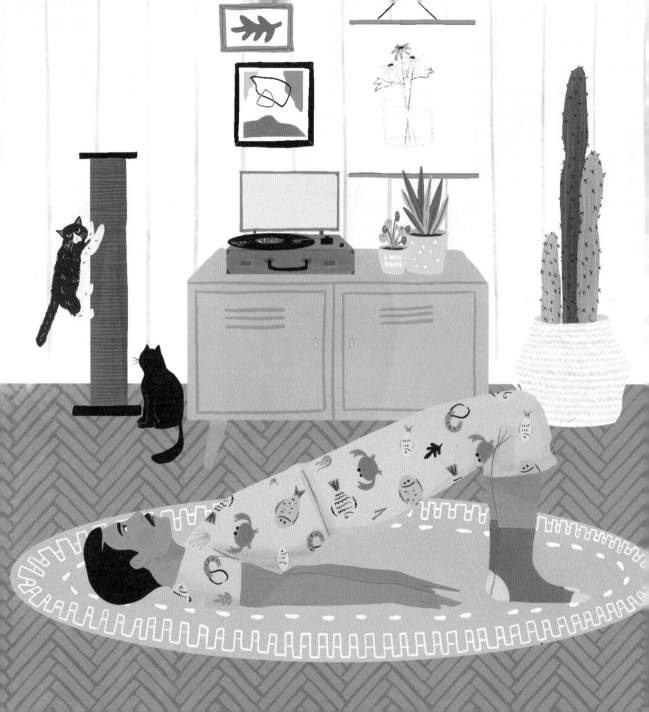

둔근 강화 브릿지

이 동작은 둔근을 정확히 겨냥한 동작이에요. 둔근은 올바른 자세로 걷고, 서고, 앉는 데 아주 중요한 역할을 합니다. 달리기 할 때의 추진력도 둔근에서 나옵니다. 튼튼한 둔근은 다양한 움직임을 할 때 허리를 보호하고 부상을 방지해 줍니다. 소중한 허리를 위해 엉덩이 힘을 키우세요!

좋아요

둔근과 햄스트링 강화.
코어, 척추, 어깨 안정화 근육 활성화.

이렇게도 해 보세요

척추를 들고 있을 때 엉덩이가 아래로 처지지 않도록 자세를 유지하며 한 다리를 테이블탑 모양으로 들어 보세요. 한 차례 호흡한 뒤 다리를 내립니다. 반대편 다리도 마찬가지입니다. 양쪽을 모두 진행하면 1회입니다. 3회에서 5회 반복하세요.

1 바른 자세로 등을 대고 눕는다. 손바닥은 몸이나 바닥 중 더 편한 쪽을 바라보게 한다. 두 다리를 골반 너비로 평행하게 벌리고 무릎을 구부린 뒤 두 발을 매트 위에 단단히 고정한다.

2 두 발로 바닥을 밀어내면서 햄스트링과 둔근에 힘을 주어 등을 바닥에서 들어 올린다. 무릎과 골반, 갈비뼈, 가슴이 일직선이 되게 한다. 머리와 어깨, 두 팔로 몸을 지탱한다.

3 자세를 유지하고 한 차례 호흡하면서 둔근에 힘이 들어가는 것을 느껴 본다. 처음 자세로 돌아온다.

4 10회에서 15회 반복한다.

복근 훈련

이 동작을 할 때는 속도를 잘 조절하세요. 더 어려운 변형 동작을 할 때도 마찬가지입니다. 결국에는 여러분의 코어가 활짝 웃게 될 거라고 약속할 수 있어요! 베개를 준비하세요.

좋아요
내전근, 외전근, 대퇴근, 고관절 굴근, 복사근 강화. 코어, 척추, 어깨 안정화 근육 활성화.

이렇게도 해 보세요
2단계 자세를 취한 뒤 한 다리를 가슴 쪽으로 당기고 다른 다리를 바닥 쪽으로 내립니다. 그런 다음 두 다리의 위치를 바꿉니다. 10회에서 15회 반복하세요.

2단계 자세를 취한 뒤 두 다리로 각각 원을 그려 보세요. 10회에서 15회 반복한 다음 반대 방향으로도 10회에서 15회 반복하세요.

1 바른 자세로 등을 대고 눕는다. 손바닥은 바닥을 향하게 한다. 엉덩이 밑에 베개를 깔면 천골과 요추를 보호하고 더 편하게 동작을 진행할 수 있다.

2 배꼽을 척추 쪽으로 당기고 요추를 바닥에 붙인다. 한 다리씩 테이블탑 모양으로 들어 올린 다음 두 다리를 천장으로 곧게 뻗는다.

3 두 다리를 벌려 번갈아가며 내린다. 요추가 바닥에서 떨어지지 않을 정도로만 다리를 움직인다. 두 다리를 천천히 다시 모은다.

4 10회 반복한다.

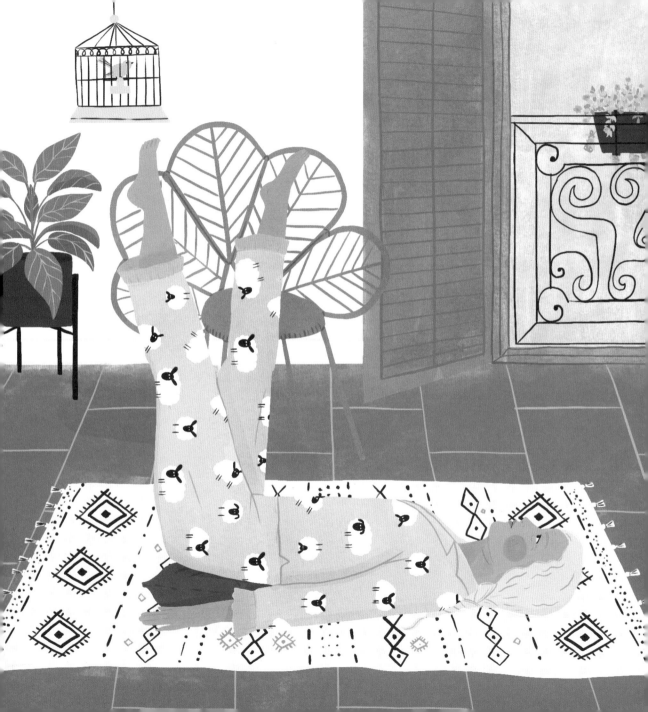

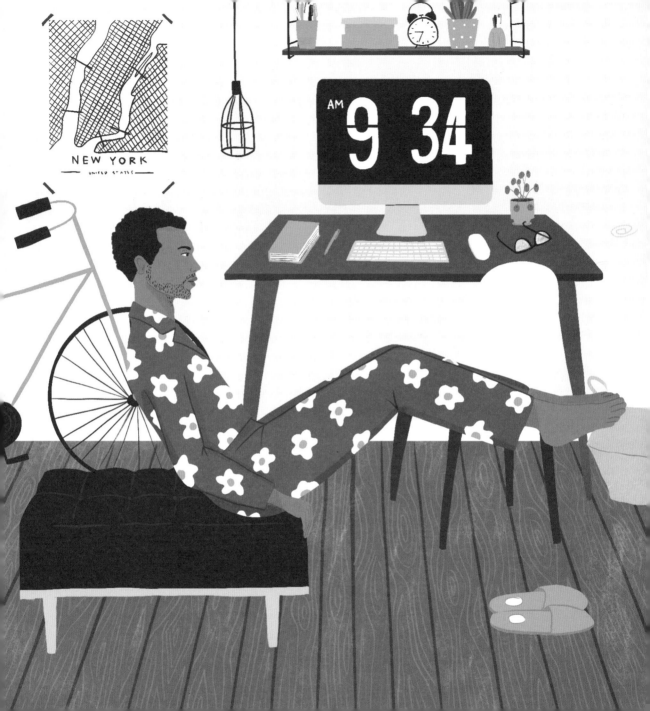

엉덩이로 원 그리기

이 동작을 할 때는 엉덩이가 아니라 무릎으로 원을 그리고 있다고 느껴질 수도
있어요. 하지만 속지 마세요! 무릎이 아니라 코어와 골반 안정화 근육이 튼튼해지고
관절이 부드러워지고 있는 중이랍니다.

좋아요

코어, 삼두박근, 광배근, 복사근,
내전근, 외전근, 대퇴근,
고관절 굴근 강화.

이렇게도 해 보세요

골반을 그대로 유지하며 더 큰 원을
그려 보세요.

더 강한 자극을 원한다면 두 다리를
쭉 편 상태로 원을 그려 보세요.

1 소파 가장자리에 앉아 두 팔꿈치를 약간 구부린 다음 두 손으로 소파 끝을
잡는다.

2 배꼽을 척추 쪽으로 당기고 꼬리뼈를 위로 말아 올려 무게 중심을 좌골
뒤쪽으로 옮긴다.

3 두 다리를 차례로 들어 올려 좌골로 균형을 잡고, 두 무릎은 약간 구부려
어깨보다 낮은 위치에 둔다. 가슴을 활짝 펴고 어깨를 내려 어깨와 귀
사이의 간격을 늘인다.

4 고관절에서 움직임을 시작해 두 다리를 모아 시계 방향의 작은 원을
그린다.

5 5회에서 10회 반복한다. 시계 반대 방향으로도 5회에서 10회 반복한다.

커피 테이블 사이드 킥

무술 동작처럼 보이지만 그렇지 않아요. 이 동작은 복사근과 둔근을 강화하고
싶은 사람에게 아주 유용하답니다. 팔 밑에 베개를 두고 해도 좋아요.

좋아요

복사근, 광배근, 고관절 굴근,
둔근 강화.
코어, 척추, 어깨, 엉덩이, 천장관절
안정화 근육 활성화.

이렇게도 해 보세요

발꿈치와 뒷무릎, 엉덩이를
일직선으로 유지한 채 다리를
차올린 자세에서 위아래로 펄스를
줘 보세요.

다리를 차올린 자세에서 엉덩이와
무릎이 90도가 되도록 굽혔다가 펴
보세요.

1 커피 테이블이나 소파에서 반걸음 정도 떨어져 테이블을 옆에 두고
무릎을 꿇는다.

2 손바닥이 바닥을 향하도록 한 뒤 테이블 가장자리에 팔을 내려놓는다.
팔꿈치가 어깨 바로 아래에 오도록 한다.

3 바깥쪽 다리를 들어 올려 테이블에서 최대한 멀리 보낸다. 팔과 무릎에
골고루 체중을 싣는다.

4 척추와 골반을 고정한 상태로 고관절에서 움직임을 시작해 들어 올린
다리를 앞쪽으로 보냈다가 다시 뒤쪽으로 보낸다.

5 10회에서 15회 반복한다. 방향을 바꿔 반대쪽 다리도 똑같이 해 준다.

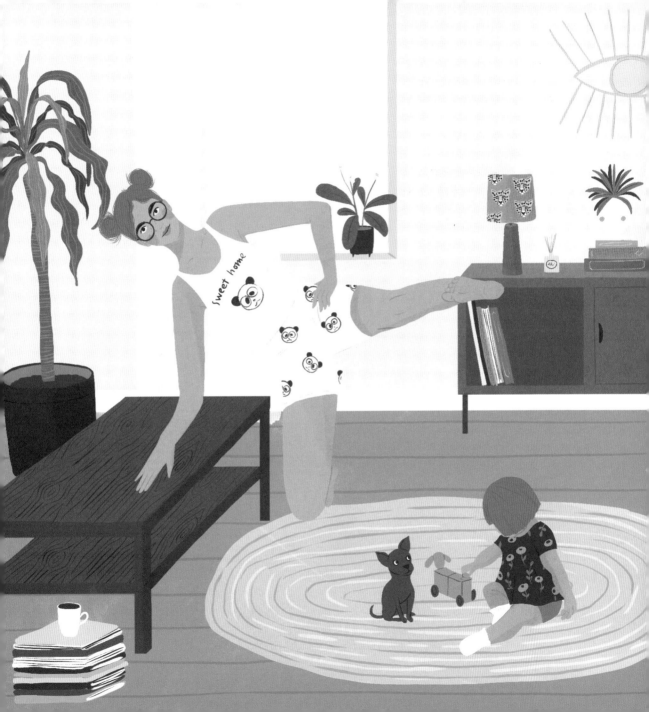

나만의 운동 루틴 만들기

많은 수강생들이 오랫동안 잘못된 습관으로 근육을 혹사시키다가 통증을 느낀 다음에야 저를 찾아왔습니다. 그래서 저는 책에 나온 동작들을 활용해 누구나 겪을 수 있는 통증을 해소해 줄 몇 가지 특별한 루틴을 만들었답니다. 당신에게 꼭 필요한 루틴도 있을 거예요. 그렇지 않다면 제가 알려드린 '좋아요'를 참조해 나만의 루틴을 만들어 보세요! 침실 동작은 준비 운동으로 활용하고 각자의 몸에 필요한 루틴을 만들어 보길 권합니다.

하루 종일 책상에 앉아 있는 당신에게

장시간 앉아 있다 보면 고관절 굴근이 굳고 둔근이 약해지고 허리가 뻐근할 수 있어요. 이는 결국 통증으로 이어집니다. 앉아 있는 시간을 최소화하거나 인체공학적 의자를 사용하면서 쉬는 시간마다 이 루틴을 반복해 보세요.

허리 통증을 느끼는 당신에게

척추는 안정적이면서 동시에 유연해야 합니다. 장시간 앉아 있기, 바르지 못한 자세, 반복적인 특정 동작, 코어의 힘 부족 등은 신체의 균형을 깨뜨려 허리 통증을 유발합니다. 무거운 짐을 들거나 옮겨야 하는 사람들, 원래 허리가 약한 사람들에게 권하는 루틴입니다.

운동을 좋아하는 당신에게

마라톤을 하거나 수영을 즐기거나 가파른 산을 오르거나 주말에 골프를 친다면 다음 루틴을 추천합니다. 몸이 정돈되어 더 튼튼해지고 에너지가 생겨 고강도 운동을 할 준비가 되었음을 느끼게 될 거예요.

들이쉬고 내쉬기 **24**
견갑골 움직이기 **27**
조리대 사이드 벤드 **57**
거북목 방지 가슴 열기 **58**
세면대 스쿼트 **72**
서서 하는 플랭크 **49**
필라테스의 꽃, 티저 **94**
테이블 스트레칭 **54**
서서 하는 허벅지 스트레칭 **80**
앉아서 한 다리 접어 올리기 **62**

들이쉬고 내쉬기 **24**
골반 경사 운동 **28**
필로우 스퀴즈 **31**
둔근 강화 브릿지 **101**
바로 누워 다리 들어올리기 **32**
바로 누워 다리 미끄러뜨려 펴기 **35**
테이블탑 자세 유지하기 **36**
한 다리로 원 그리기 **40**
복근 훈련 **102**
옆으로 누운 조개 자세 **43**
팔 다리 교대로 뻗기 **76**

엎드려 두 무릎 동시에 들기 **79**
복근 훈련 **102**
엉덩이로 원 그리기 **105**
스완 다이브 준비 자세 **98**
커피 테이블 사이드 킥 **106**
긴즈버그 푸시업 **85**
세면대 스쿼트 **72**
욕조 트라이셉스 딥 **71**
소파 사이드 플랭크 **97**
앉아서 한 다리 접어 올리기 **62**
서서 하는 허벅지 스트레칭 **80**
종아리 스트레칭 **53**

텃밭을 가꾸는 당신에게

텃밭 가꾸기도 운동이나 마찬가지에요. 잡초를 뽑고 무거운 화분을 들고 가끔 엉뚱한 자세를 하기도 하면서 사방으로 움직이잖아요. 달리기나 수영처럼 준비 훈련이 필요합니다. 정원 생활자에게 유용한 루틴을 소개합니다.

균형이 필요한 당신에게

저는 서커스를 할 때 더 큰 부상을 방지하기 위해 넘어지는 방법을 연습했어요. 하지만 지금은 넘어지지 않는 방법을 연습하고 가르칩니다. 신체의 균형을 잡고 코어의 힘을 기르고 두 발의 안정감을 증진시키는 루틴을 소개합니다.

유연성이 필요한 당신에게

몸을 자유자재로 움직일 수 있는 능력인 유연성을 기르려면 우리 몸을 감싸고 있는 부드러운 결합 조직인 근막의 단련이 중요합니다. 부상과 노화, 운동 부족으로 근막이 굳으면 몸을 제대로 움직일 수 없거나 통증을 느끼게 됩니다. 근막을 부드럽게 풀어 주는 다음 동작들을 추천합니다.

골반 경사 운동 **28**

한 다리로 원 그리기 **40**

복근 훈련 **102**

그랑 플리에 **75**

팔 다리 교대로 뻗기 **76**

서서 하는 플랭크 **49**

욕조 트라이셉스 딥 **71**

한 발로 균형 잡기 **68**

세면대 스쿼트 **72**

조리대 사이드 벤드 **57**

별 자세 **23**

필로우 스퀴즈 **31**

한 다리로 원 그리기 **40**

바로 누워 척추 비틀기 **39**

옆으로 누운 조개 자세 **43**

옆으로 누워 다리 들기 **89**

테니스공 발 마사지 **61**

서서 발꿈치 들어 올리기 **67**

한 발로 균형 잡기 **68**

다리 뒤로 들고 균형 잡기 **50**

서서 하는 플랭크 **49**

별 자세 **23**

바로 누워 다리 미끄러뜨려 펴기 **35**

조리대 사이드 벤드 **57**

테니스공 발 마사지 **61**

테이블 스트레칭 **54**

거북목 방지 가슴 열기 **58**

종아리 스트레칭 **53**

앉아서 한 다리 접어 올리기 **62**

서서 하는 허벅지 스트레칭 **80**

생명을 품고 있는 당신에게

임신 중에는 신체의 바른 정렬과
허리를 받쳐 주기 위한 코어 강화가
중요합니다. 다음 동작들이 에너지를
북돋우고, 바른 자세를 만들고, 아기의
무게를 버틸 수 있도록 도와줄 거예요.
임신 기간 내내 바닥에 엎드리는
동작은 반드시 피하고, 임신 중기와
후기에는 바닥에 등을 대고 바로
누워서 하는 동작도 피합니다.

들이쉬고 내쉬기 **24**

별 자세 **23**

필로우 스퀴즈 **31**

옆으로 누워 다리 들기 **89**

옆으로 누워 다리로 원 그리기 **93**

앉아서 꼬리뼈 말아 올리기 **86**

서서 발꿈치 들어 올리기 **67**

서서 하는 플랭크 **49**

욕조 트라이셉스 딥 **71**

그랑 플리에 **75**

엎드려 두 무릎 동시에 들기 **79**

바로 누워 다리 들어올리기 **32**
(임신 중기와 후기에는 의자에
 앉아서 하세요)

갓 엄마가 된 당신에게

출산 후 6주에서 12주 동안 아기와
함께하는 기쁨을 만끽했다면
이제 부드럽게 코어를 다시
회복할 시간입니다. 몸의 소리에
귀기울이세요. 더 빨리 시작할 수도
있고 더 늦게 시작해도 괜찮습니다.
언제 시작하든 숨을 들이쉬고 내쉬는
호흡 운동은 신체의 중심 잡기와 빠른
회복에 도움이 됩니다.

들이쉬고 내쉬기 **24**

골반 경사 운동 **28**

필로우 스퀴즈 **31**

바로 누워 다리 들어올리기 **32**

바로 누워 척추 비틀기 **39**

옆으로 누운 조개 자세 **43**

옆으로 누워 다리 굽혔다 펴기 **90**

거북목 방지 가슴 열기 **58**

세면대 스쿼트 **72**

엎드려 두 무릎 동시에 들기 **79**

다리 뒤로 들고 균형 잡기 **50**

감사합니다

저와 함께 필라테스를 해온 멋진 친구들과 수강생들의 지지와
헌신에 감사드립니다. 제 아이디어를 듣고 함께 이야기 나눴던
케이시 다트와 수잔 호지, 그리고 이 책을 출판하는 데 열정적인 도움을 준
칼리 라르손에게 특별한 감사를 전합니다. 또한 늘 내 곁에 있어준 자넬,
모니카, 파울라, 산드라, 루스에게 고맙다는 말을 전하며 크로니클북스,
특히 레이첼 하일즈와 매디 윙에게 큰 박수를 보냅니다. 늘 나를 사랑하고
격려해 주는 사랑스러운 두 딸 알리나와 이모진, 그리고 나의 멋진 남편
대니에게도 사랑과 감사를 전합니다.